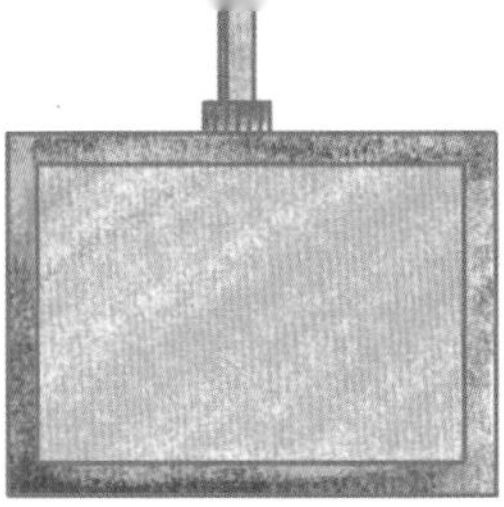

100세의 구강관리 0세부터

김여갑, 이종호, 이상호, 정사준 지음

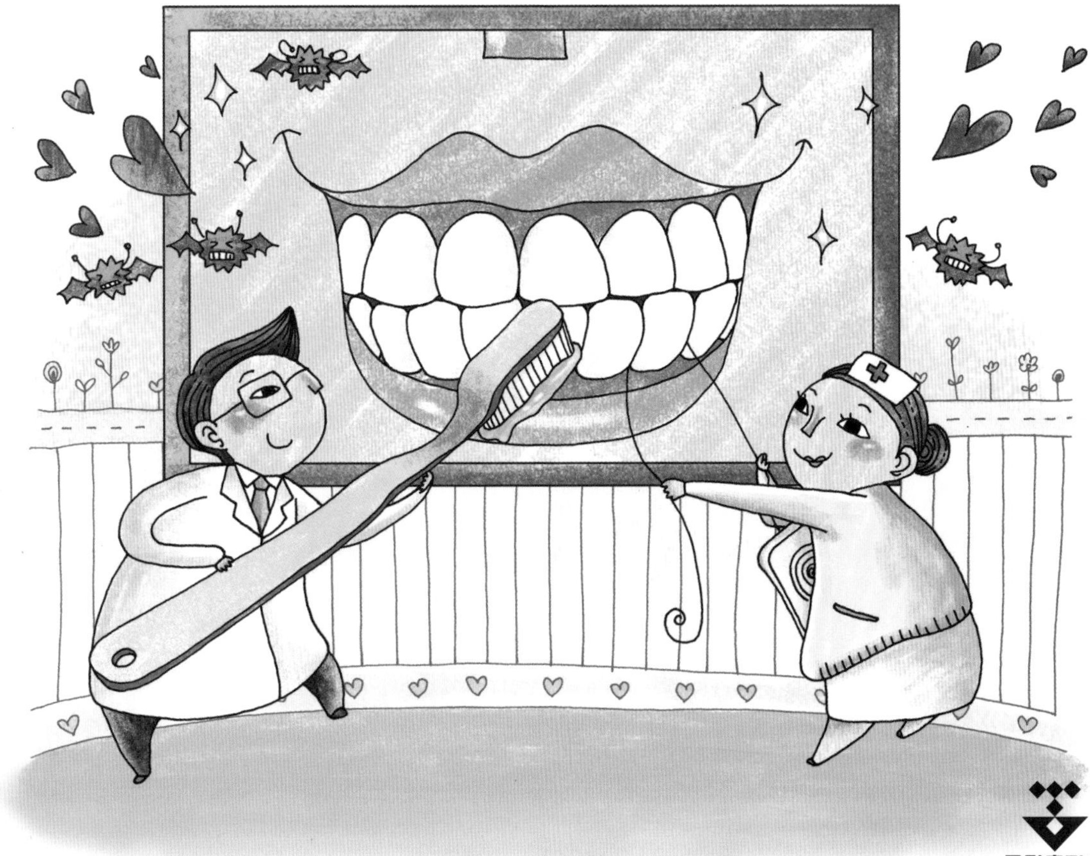

군자출판사

100세의 구강관리 0세부터

첫 째 판 1쇄 인쇄 | 2016년 7월 22일
첫 째 판 1쇄 발행 | 2016년 8월 5일

지 은 이 김여갑, 이종호, 이상호, 정사준
발 행 인 장주연
출 판 기 획 임덕영
표지디자인 이상희
편집디자인 군자출판사
발 행 처 군자출판사
등록 제 4-139호(1991. 6. 24)
(10881) **파주출판단지** 경기도 파주시 회동길 338(서패동 474-1)
전화 (031)943-1888 팩스 (031)955-9545
www.koonja.co.kr

ISBN 979-11-5955-066-9
정가 20,000원

저자 약력

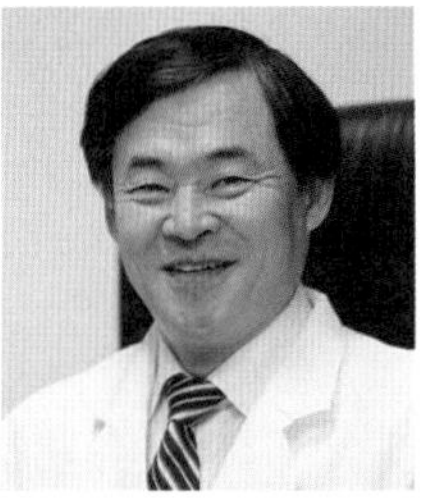

김 여 갑

경희 치대 졸업, 동 대학원 치의학 박사(구강악안면외과학 전공)
미국 University of Texas,
Southwestern Medical Center at Dallas, 방문교수
경희대학교 치과대학 교수, 병원장 및 학장 역임
대한치의학회 회장 역임
(現) 대한민국 의학한림원 정회원
(現) 일본 오사카치과대학교 및 오우대학교 객원교수
(現) 성남예치과병원 대표원장

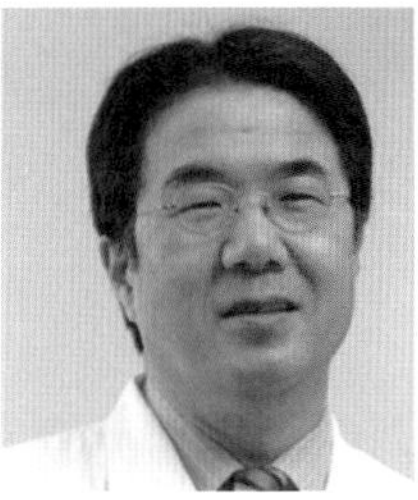

이 종 호

서울대학교 치과대학 졸업
전남대학교 치과대학 부교수 역임
독일 튀빙엔대학교 악안면외과학교실 방문교수
미국 하버드의대 근골격재활실험실 리서치펠로우
(現) 서울대학교 치과대학 교수(구강악안면외과학 전공)
(現) 서울대학교 구강암센터, 임상시험센터 센터장

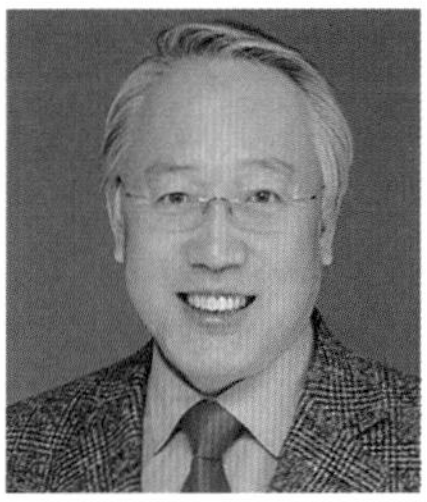

이 상 호

연세대학교 치과대학 졸업 및 치과병원 소아치과 전공의 수료
미국 University of California at San Francisco (UCSF) 방문교수
조선대학교 치과대학 학장 역임
조선대학교 치과병원 병원장 역임
(現) 조선대학교 치의학전문대학원 교육연구센터장
(現) 대한소아치과학회 회장

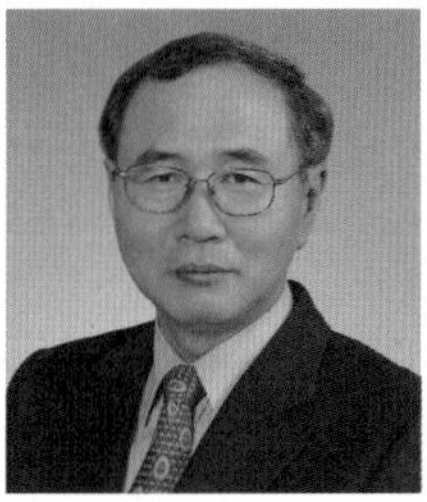

정 사 준

경희대학교 의과대학 졸업 및 부속병원 소아과학 전공의 수료(의학박사)
경희대학교 병원 병원장 및 경희대학교 제2의료원 설립위원장 역임
일본 구루메 대학 객원 교수 및 국립신경센터 연구원 역임
대한 소아신경학회장 역임 및 고문(現)
(現) 경희대학교 의과대학 명예교수 및 천안 충무병원 소아청소년과 근무
(現) 대한민국 의학한림원 정회원

처음이 중요합니다

100세의 구강관리 0세부터

치아의 건강 관리는 처음이 중요합니다. 치과치료는 다시 원래대로 돌아갈 수 없는 비가역적인 치료이기 때문입니다. 치과의사를 영어로 dentist라고 하는데, 여기서 "dent"란 "찌그러트리다", "훼손하다" 등의 의미를 갖고 있어서 치과의사는 환자의 고통을 치료해 주고, 기능을 회복시켜주고, 또한 심미적인 면까지도 증진시켜주는 역할을 하지만, 처음과 같이 꼭 같은 본래 모습 그대로 만들어주지는 못한다는 것을 뜻하는 것 같습니다. 그러기 때문에 처음부터 아프지 말아야 합니다.

치과계는 8020운동을 하고 있습니다. 80세까지 20개 이상의 치아를 갖고 건강하게 살아가자는 운동입니다. 앞으로는 80세가 아니고 100세까지도 이 같은 건강을 유지해야 합니다. 그러기 위해서는 0세부터 치아를 잘 관리하여야 합니다.

어린이가 다치거나 아플 때 부모님 특히, 어머니가 당황하게 됩니다. 더욱이 다른 곳도 아니고 입안에서 피가 나온다면 더 당황할 수밖에 없습니다. 이처럼 다친 경우뿐만 아니라 자녀를 키우는 동안 입안에 발생될 수 있는 질환은 주로 충치나 치주염이 대부분이기는 하지만 여러 가지 질환들을 아기가 태어났을 때부터 초등학교를 마치는 12세까지 간략하게 그리고 알기 쉽게 연령별로 나누어 치과의원에서 하는 일과 부모님을 비롯한 보호자들이 알아야 할 내용들을 간추려 설명하려고 합니다. 이처럼 연령별로 나누어 설명하는 것은 기존에 발간된 책에서 많은 도움을 받았습니다.

본문에 보여드리는 증례중에 어린이의 나이와 맞지 않은 예도 있지만, 이는 보호자들이 쉽게 이해할 수 있도록 도와드리기 위하여 보여 드리는 것입니다.

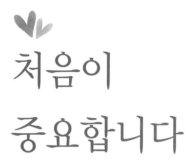

치과의원을 어떤 곳이라고 생각하고 계십니까? 치과의원은 아플 때만 가는 곳이 아니고, 치과질환의 예방은 물론, 조기 발견하여 조기 치료를 위한 일반적인 검진을 위해서 가는 일상생활의 일부분이라고 생각하시는 것이 좋습니다. 조기 치료도 작은 의미의 중요한 예방법이기도 합니다. 다시 말씀드리면 치과의원은 아픈 곳을 치료하는 곳이기도 하지만 첫 번째로 중요한 것은 예방을 위한 곳이라고 생각하여야 합니다. 이를 위하여 단골 치과의원을 정해 놓는 것도 좋은 방법입니다. 특히 어린이에게는 이런 의미에서 더욱 중요합니다.

이 책에서 어린이의 성장 및 발육에 관한 자료를 준비해 주신 경희대학교 치과대학 소아치과학교실 및 구강악안면외과학교실 여러분께 감사드립니다.

어린이 여러분과 부모님들께, 그리고 치과의사 여러분께! 올바른 구강 관리로 항상 건강한 나날이 되시기를 기원합니다.

2016년 8월

대표저자 김 여 갑

목차

100세의 구강관리 0세부터

처음이

중요합니다.

01 치과의원을 처음 갈 때

① 어린이의 상태를 잘 알고 있는 보호자가 함께 갑니다.

② 치과의사에게 찾아온 이유를 간단하고 명확하게 설명합니다. 필요하다면 짧게 메모를 하여 설명하는 방법도 좋습니다.

③ 치과의사는 보호자가 설명하는 내용을 잘 듣고, 입안을 검사하고, X-선 사진(그림 1)을 찍고, 이를 종합하여 진단을 내립니다.

④ 치과의사는 확정된 진단에 따라 치료방법을 결정하여 환자와 보호자에게 모두 설명한 후 치료를 시작하게 되는데 보호자 입장에서 이해가 안 되었을 때는 몇 번이라도 반복하여 물어보아야 합니다. 서로 이해가 된 후에 치료를 시작하여야 합니다.
간혹 보호자들이 담당 치과의사가 설명을 잘 안 해준다고 아쉬워하는 경우를 봅니다. 이런 경우 물어보는데도 답하지 않는 치과의사는 없으므로 만족스러운 설명을 들을 때까지 물어 봐야 합니다.

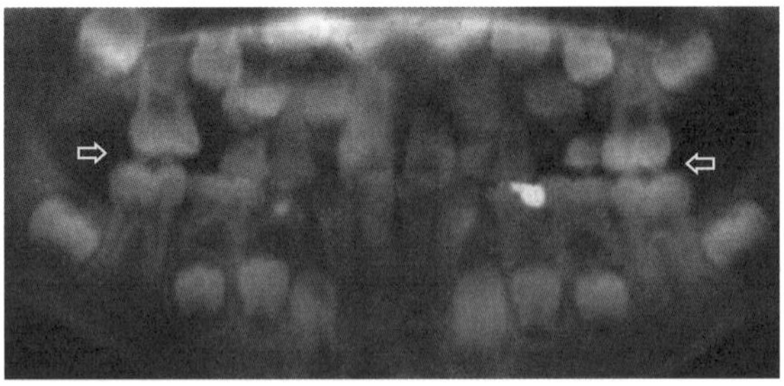

그림 1. 치과의원에서 촬영하는 파노라마 X-선 사진으로 이미 맹출된 유치와 영구치(⇦) 및 맹출 중인 영구치배의 상태 등 전체적인 모습을 볼 수 있습니다.

02 치아가 배열되어 있는 상태를 치열이라고 합니다.

① 유치의 배열
어린이에게 처음 나는 치아를 유치라고 하는데, 유치의 배열(유치열) 상태는 치아사이가 벌여져 있는 것이 정상입니다. 유치보다 큰 영구치가 나올 수 있는 공간을 준비해 놓고 있는 것입니다(그림 2).

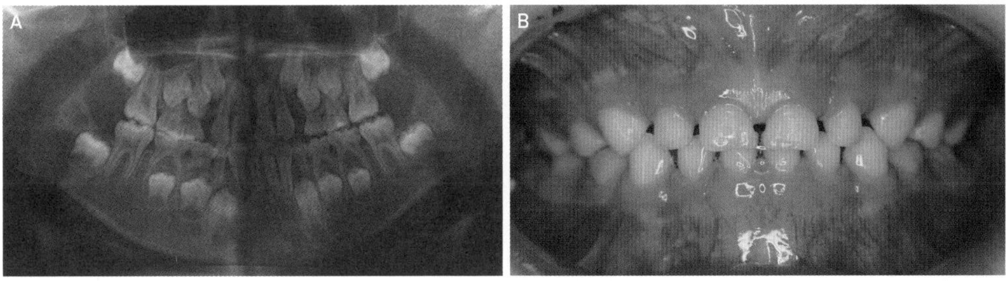

그림 2. 어린이의 치열

② 유치의 교합(치아의 맞물림)의 특징

2~3세까지는 치열과 교합이 거의 완성되어가는 시기로서(표 1), 위, 아래의 앞니관계를 볼 때 어린이는 서로 절단면이 맞닿아 있지만(절단교합)(그림 3A), 어른의 경우는 윗니가 아랫니를 덮고 있습니다(그림 3B).

표 1. 유치의 맹출 시기

	치아	맹출(개월)	치근 완성(년)
상악	유중절치	7.5	1.5
	유측절치	9	2
	유견치	18	3.25
	제1유구치	14	2.5
	제2유구치	24	3
하악	유중절치	6	1.5
	유측절치	7	1.5
	유견치	16	3.25
	제1유구치	12	2.25
	제2유구치	20	3

표 2. 영구치의 맹출 시기

	치아	맹출(개월)	치근완성(년)
상악	중절치	7~8	10
	측절치	8~9	11
	견치	11~12	13~15
	제1소구치	10~11	12~13
	제2소구치	10~12	12~14
	제1대구치	6~7	9~10
	제2대구치	12~13	14~16
하악	중절치	6~7	9
	측절치	7~8	10
	견치	9~10	12~14
	제1소구치	10~12	12~13
	제2소구치	11~12	13~14
	제1대구치	6~7	9~10
	제2대구치	11~13	14~15

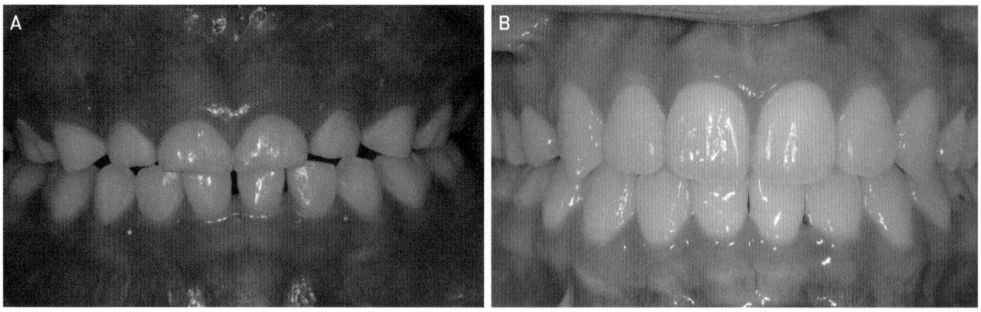

그림 3. 어린이(A)와 어른(B)의 교합상태

③ 영구치의 치열

유치가 영구치로 교환되는 과정은 영구치 중에서 가장 먼저 나오고, 가장 중요한 치아인 6세 구치(제1대구치)가 나올 때부터 시작하여 정상적인 순서에 따라 치아가 나오게 되면 12세경에 영구치의 치열(영구치열)이 완성됩니다(표 2, 그림 4).

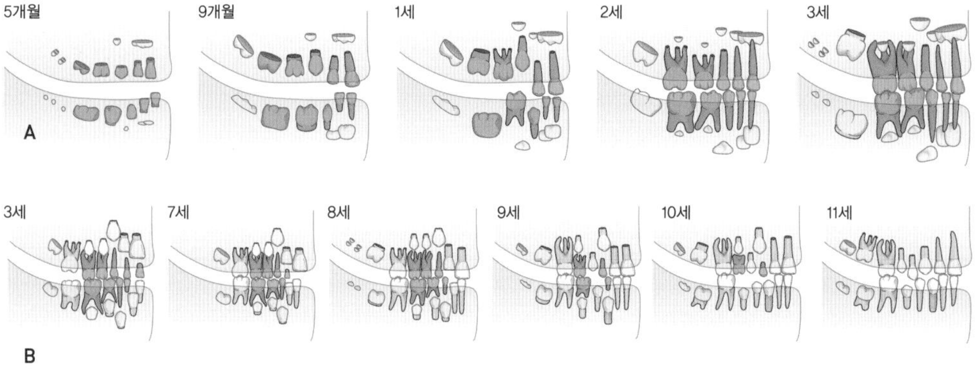

그림 4. 유치(A)와 영구치(B)의 맹출 순서

④ 영구치의 치열이 고르지 못한 경우

제1대구치부터 시작하여 순서대로 치아가 나오면 나란히 배열되어 문제가 없지만 언뜻 보아 괜찮아 보여도 전치가 뒤틀려 있거나 앞으로 뻗어 나오거나 앞뒤가 서로 바뀌어 나오는 경우도 있고, 나중에 보면 덧니가 생기는 경우도 있습니다(그림 5).

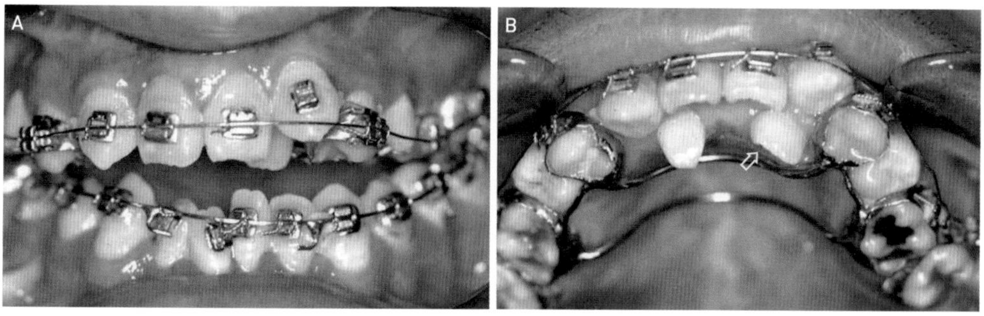

그림 5. 위턱, 아래턱 좌우측 견치부위의 덧니가 난 경우의 치열(A), 이 경우 그림 B와 같은 교정치료가 필요합니다. 그림 B에서 보면 원추형의 우측 측절치와 모양은 제대로 생긴 좌측 측절치(⇦)가 입천장쪽으로 나와 있습니다.

치아를 오복(五福) 중의 하나라고 합니다. 치아의 역할은?

1. 치아는 음식물이 잘 소화 될 수 있도록 씹는 일을 합니다.
2. 말을 잘 할 수 있도록 도와주며
3. 얼굴의 조화를 이루는데 매우 중요한 역할을 합니다. 특히 견치(송곳니)는 얼굴의 첫인상을 좌우하는 중요한 치아입니다.
4. 유치는 영구치가 나올 수 있는 공간을 확보하는 역할을 합니다. 그러므로 유치가 너무 일찍 빠지거나 오랫동안 어른이 되어서도 남아 있으면 부정교합을 일으킬 수 있습니다.
5. 치주조직의 발달을 돕고, 보호하는 역할을 합니다.

궁금했습니다.

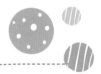

우리 입안에 가장 큰 대구치(어금니)가 상하, 좌우 각각 3개씩 있는데, 제2대구치 뒤에 나오는 제3대구치는 30% 정도 퇴화되어가고 있는 치아입니다. 우리나라에는 제3대구치가 나오는 시기가 21세 전, 후이기 때문에 "사랑니"라고 하며, 한자로는 사물을 분별할 수 있는 나이에 나온다 하여 智齒(지치)라고 하였으며, 영어권에서 "wisdom tooth"라고도 합니다. 인접 일본에서도 "智齒" 또는 知蕙齒(지혜치)라고 하여 같은 의미로 쓰고 있습니다. 이런 좋은 뜻을 가지고 있으나 사랑니가 아프거나 문제가 생기면 치료하기보다는 뽑는 것을 권하는데 뽑은 후에도 후유증이 많아서 환자나 치과의사에게 골치 아픈 치아입니다. 하지만 요즘 나이드신 분들이 임플란트 치료를 하시면서 뼈가 부족한 경우 사랑니를 이용하여 골이식을 하기도 하여 이로운 점도 있습니다.

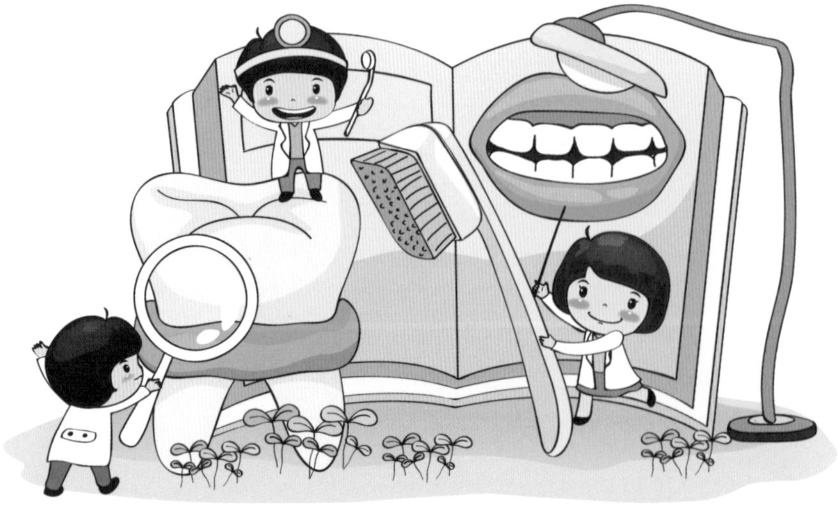

03 칫솔질을 어떻게 해야 잘 하는 건가요?

치아를 닦는 기본적인 방법은

① 칫솔을 적절한 자리에 대고 살짝 누르면서
② 칫솔의 각 부분을 잘 이용하여
③ 식사 후와 잠자기 전에 시간을 가지고 정성스럽게 닦습니다(그림 6).
④ 일반적으로 식사 후 3분 내에 3분간 닦도록 권하며, 위에서 이야기한 것처럼 잠자기 전에 한 번 더 닦는 것이 좋습니다. 이처럼 1일 4회가 좋습니다.

칫솔질 시 음식찌꺼기가 남아있는 부위를 눈으로 직접 확인할 수 있도록 처음에는 약국이나 편의점에서 이 부위를 염색하는 약(그림 8 E) 구하여 치아를 닦는 중에도 수시로 염색하여 자신이 사용하는 방법으로 잘 닦이고 있는지 확인해 보는 것이 좋습니다.

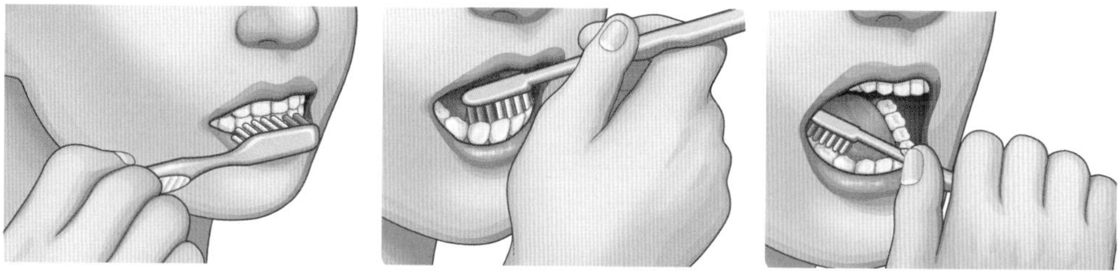

그림 6. 치아를 닦는 방법: 앞면(순측)과 뒷면(설측)은 쓸어 올려주고, 윗면(교합면)은 앞뒤로 움직여준다.

특히 열심히 닦아도 잘 닦이지 않는 부위가 있습니다.

① 치아와 치은(잇몸)의 경계부위(그림 7 A)
② 치아와 치아사이(그림 7 B)
③ 치아 교합면의 홈이 파여 있는 부위(그림 7 C)

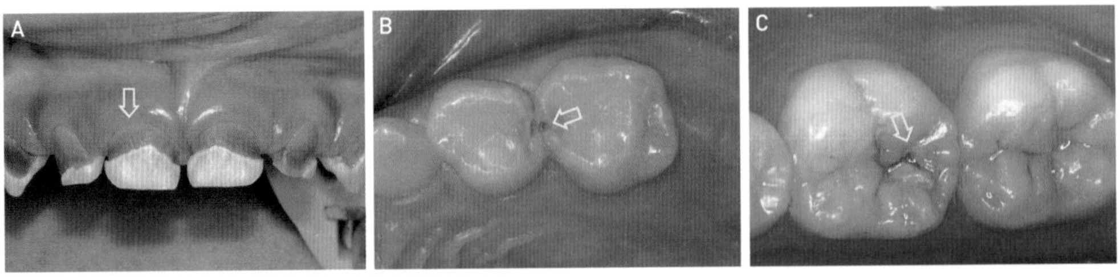

그림 7. A. 치아와 치은(잇몸)의 경계부위에 생긴 충치
B. 치아와 치아 사이에 생긴 충치.
C. 치아의 교합면 깊은 홈에 생긴 충치

● 어린이을 위한 칫솔 및 보조 도구

어린이에 적합한 작은 칫솔을 선택합니다. 부드럽고, 나일론으로 된 것을 이용하는 것이 청결 유지에 좋습니다. 칫솔은 소모품이므로 칫솔의 면이 벌어지면 치은에 손상을 줄 수 있으므로 버립니다.

치아를 닦는데 보통 칫솔만 사용하는 것이 아니고 다음과 같은 여러 가지 소도구들을 사용합니다(그림 8).

① 치아 하나, 하나를 닦을 수 있는 작은 칫솔

맹출 중에 있는 6세 구치나 교정치료(C: 교정용 칫솔) 중에 사용하기 편합니다.

② 전동칫솔

전기에 의하여 자동적으로 잘 움직이므로 편리하게 사용할 수 있는데 칫솔의 본체가 무거우므로 어린이가 직접 잡기 어려울 때 보호자가 도와 줘야 하는 경우도 있습니다.

③ 치간 칫솔

치아와 치아사이를 닦는 도구로서, 특히 교정치료 환자에게 유용합니다.

④ 치실

치아와 치아사이에 끼어 넣고 치아 면을 따라 움직이면서 음식 찌꺼기를 빼내는 실로서 평상시 사용하는 이쑤시개의 단점을 보완할 수 있는 방법이 됩니다.

⑤ 치태(프라그)를 염색하는 약제

어디에 치태가 붙어 있는지 잘 볼 수 있도록 해 주는 약제로 치태가 있는 부위가 적색으로 염색되므로 이것을 보고 효과적으로 칫솔질을 할 수 있습니다.

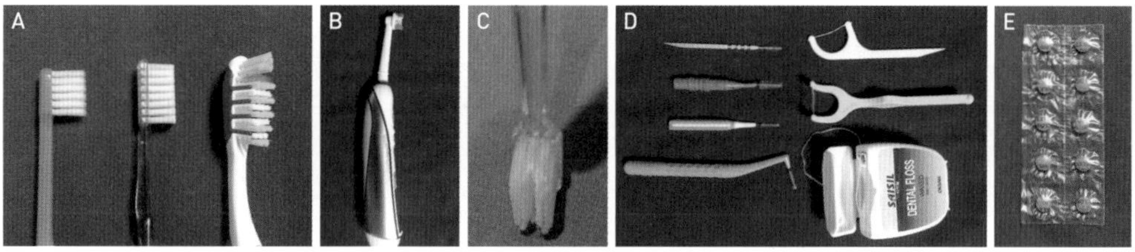

그림 8. 치아를 닦는 소도구
A. 다양한 크기의 칫솔. B. 전동칫솔
C. 교정용 칫솔. D. 치간 칫솔 및 치실. E. 치태(프라그) 염색제

04 충치의 진행과정

어린이의 충치는 증상이 없이 진행되므로 어린이나 어머니가 알았을 때에는 이미 상당히 진행되어 있는 경우가 많습니다. 충치의 진행 상태에 따라 분류해 보면 다음과 같습니다(그림 9).

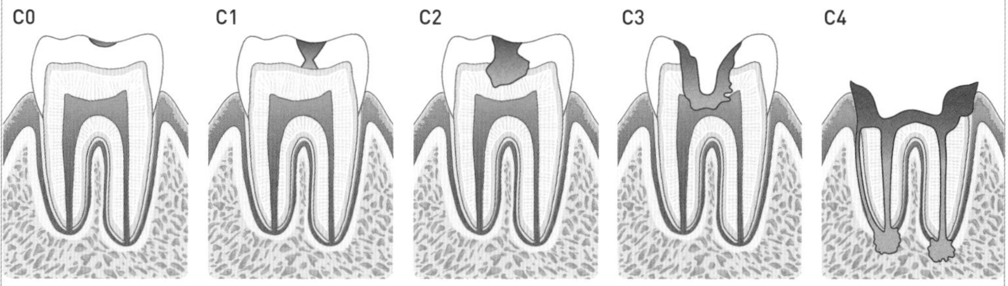

C0: 초기 충치로 예방적 치료가 가능합니다.
C1: 법랑질층에 작은 충치가 발생되어 있습니다.
C2: 상아질까지 충치가 진행되어 시린 느낌이 있습니다.
C3: 신경까지 침범된 충치로 통증이 심합니다.
C4: 중증의 충치로 치아뿌리 끝에 농양이 형성되어 있습니다.

그림 9. 충치의 진행 과정

충치의 모양은 빙산과 같아서 겉으로 보이는 부분은 작지만 속으로 들어갈수록 큽니다. 이는 표면은 단단한 법랑질층(에나멜층)로 되어 있으나, 속은 약한 상아질로 되어있어서 충치가 법랑질층을 뚫고 들어가게 되면, 내부의 상아질층에서는 크게 확산되기 때문입니다.

● 유치의 충치

유치의 충치는 진행이 매우 빠릅니다. 수 개월 사이에 큰 충치가 되어 치아에 구멍이 뚫리며 여러 치아에 동시에 충치가 생기는 것이 특징적입니다. 그래도 아픔을 느끼지 못하는 경우가 많으므로 보호자들이 유심히 봐주어야 합니다.

① 방치해 두면 끝내는 갑자기 아프거나 얼굴이 붓거나, 열이 날 정도로 심해질 수 있습니다(그림 10).

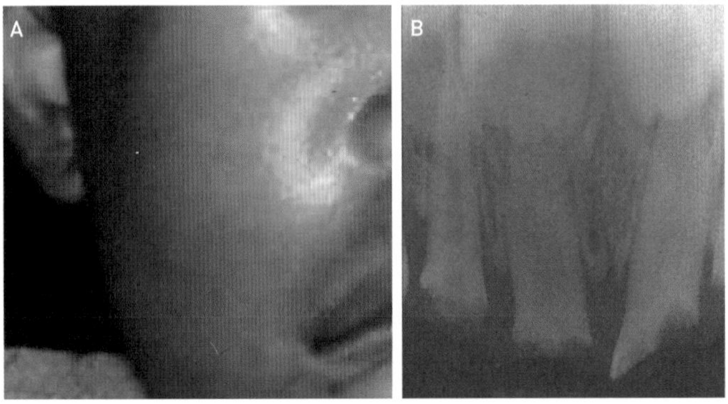

그림 10. A. 상악 우측 유전치로 인한 우측 눈 위, 아래부위에 심한 통증을 호소하는 종창이 생겼습니다.
B. X-선 사진에서 충치가 심한 유전치와 맹출 중인 영구치 전치가 보입니다.

② 유치의 충치가 진행되어 치근단에 농양 형성 시 유치 치근단에 근접한 영구치배의 발육에 영향을 줄 수 있습니다(그림 11). 때로 영구치 결손의 원인이 되기도 합니다.

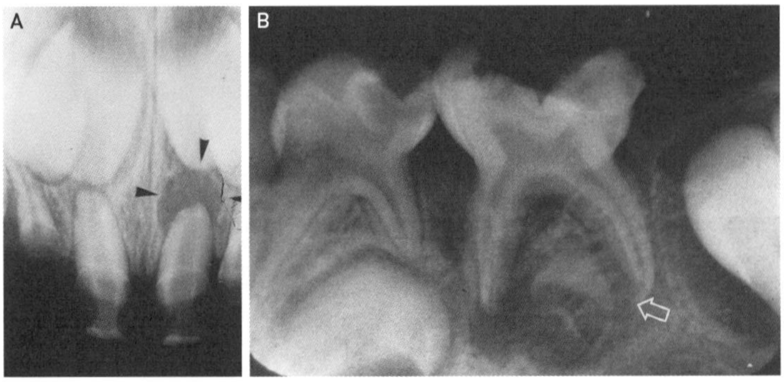

그림 11. 유전치(A) 또는 유구치(B)의 치근단 농양이 뿌리끝 가까이 있는 영구치배에 영향을 줄 수 있습니다.
그림 B에서 유구치 하방 영구치배의 불완전한 모습을 볼 수 있습니다.

③ 유치에 충치가 많았던 어린이는 영구치에도 충치가 생기기 쉽다는 말이 있습니다. 이는 유치 일 때 이미 충치를 일으키는 세균이 많이 늘어나 있기 때문이라고 합니다.

● 영구치의 충치

① 갓 맹출한 미성숙 영구치는 약합니다.
영구치는 유치보다 단단하여 충치가 생기기 어렵다고 생각하지만 그렇지만도 않아서 영구치가 맹출 된 후 2~3년간은 아직 치아가 성숙되지 못하고 약하여 충치가 생기기 쉽습니다.

② 진행이 빠른 미성숙 영구치의 충치
미성숙 영구치에 충치가 생기면 진행이 빨라서 통증을 느낄 때면 눈으로 봐도 이미 커다란 충치가 신경 가까이 진행되어 있는 것을 알 수 있습니다. 이때는 빨리 치과의원에서 치료를 받아야 합니다. 가장 충치가 잘 생기는 치아는 영구치 중 가장 먼저 나오는 상, 하악의 제1대구치입니다.

③ 10대의 충치
사춘기에 있는 자녀들에서 충치가 갑자기 늘어나는 경우가 많이 있는데, 공부나 친구 관계 등으로 스트레스를 받거나 학원에 다니는 등 생활리듬이 불규칙해져 침분비가 줄어들고 간식을 먹는 기회 등이 많기 때문에 생기는 것으로 틴에이지 캐리에스(Teenage caries) 즉, 십대의 충치라고 합니다.

05 치아의 통증

● 충치는 왜 아픈가?

치아가 아픈 것은 치아 속에 있는 신경에 자극이 가해졌을 때나 신경이나 치아를 지지하는 조직에 염증이 생겼을 때입니다. 치아가 아픈 원인의 대부분은 충치이며, 이외에 치아가 심하게 닳았거나 치은염이나 치주염일 때도 통증이 생길 수 있습니다.

● 치료 후 통증의 처치

① 치료할 때 마취를 한 경우

마취방법에 따라 1시간 반 또는 3시간 전후에 마취가 풀리는데 이때 통증이 있으면 치과에서 받은 진통제를 복용합니다. 대부분의 경우 통증은 없어집니다.

② 충치 치료를 한 경우

신경이 살아 있는 치아의 충치 있는 부위를 치료한 경우, 충치의 깊이에 따라서 신경에 가까이 간 정도만큼 통증이 나타날 수 있습니다. 참을 수 없으면 진통제를 먹고 기다려 봅니다. 통증이 지속될 때는 치과의원에 다시 가서 검진을 받아야 합니다.

● 충치도 없는데 치아가 아파요.

충치가 보이지 않는데 치아가 아플 때에는 치아와 치아 사이 등 눈에 잘 보이지 않는 곳의 충치를 의심해 볼 필요가 있습니다(그림 12). 충치는 일단 생기면 그대로 낫지는 않습니다. 일시적인 통증이라도 치과에서 검사를 받아보는 것이 좋습니다. 계속 통증이 있다면 물론 즉시 검사를 받고 필요한 치료를 받아야 합니다.

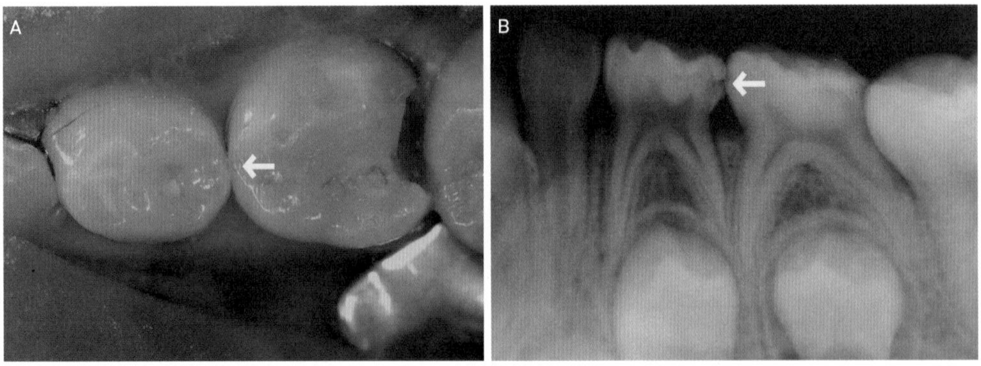

그림 12. A. 치아사이에 충치가 생긴 경우 확인하기가 어렵습니다.
B. 이때 X-선 사진을 찍어보면 확인할 수 있습니다.

● 마음의 아픔이 치아의 통증으로 나타날 수도 있습니다.

요즘 모든 병의 원인을 스트레스라고 합니다. 실제로 스트레스로도 치아가 아플 수 있다고 하는데 자녀에게 어떤 문제가 있어서 그것으로부터 피하고 싶은 마음이 치아의 통증으로 나타날 수 있습니다. 아무리 보아도 원인을 알 수 없을 때 자녀의 정신적 및 육체적 상태를 주의하여 볼 필요가 있습니다.

06 치아의 검사

● 치아와 턱의 질환과 X-선 검사

치아나 턱뼈에 생긴 질환의 진단이나 턱뼈속의 치아의 상태를 알기 위하여 사용되는 X-선 사진은 2~3개의 치아를 찍기 위한 구내 표준 촬영(그림 13)과 전체를 모두 볼 수 있는 파노라마 X-선 촬영(그림 14)이 있습니다. 참고로 방사선 조사량은 흉부 X-ray는 50uSv정도이며, 치과용 표준촬영은 8.3uSv이며, 파노라마 X-선 촬영의 조사량은 30uSv 이하로 치과용은 조사량이 적습니다.

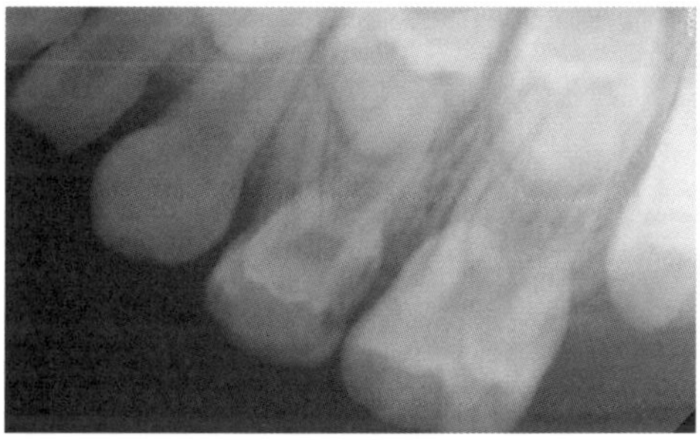

그림 13. 구내 표준 촬영 사진

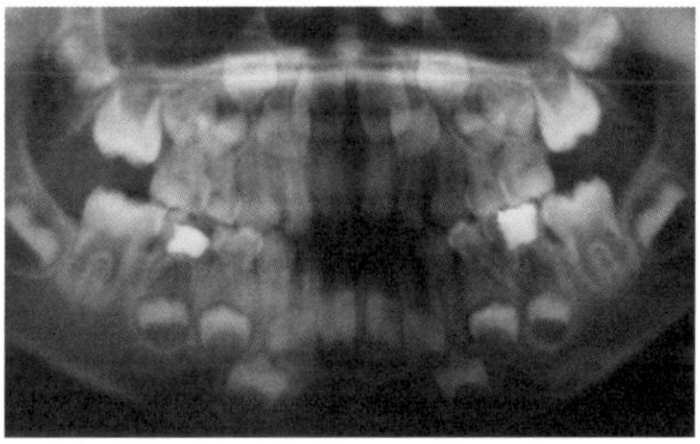

그림 14. 파노라마 X-선 촬영 사진

● X-선 검사로 알 수 있는 것은?

① 충치의 위치, 크기, 깊이, 및 신경이 있는 근관과의 거리관계

② 유치 치근의 모양이나 상태, 치근단의 질환 유무나 치조골의 파괴 정도, 치아나 치근의 파절, 턱뼈 속의 치아의 모양, 치아를 지지하고 있는 턱뼈의 모양, 또는 골절 등 제반 상태를 관찰할 수 있습니다.

어린이의 성장에 대한 X-선의 장애

치과치료를 위하여 찍는 정도의 방사선 조사량은 어린이의 성장, 발육에 문제가 되지 않으나 생식기와 같이 방사선에 약한 부분은 납이 들어있는 에이프런으로 보호해야 합니다. 최근에는 필름의 감도를 높이거나 방사선의 질을 개량하여 불필요한 X-선의 조사를 줄이기 위하여 노력하고 있습니다.

07 충치의 치료

● 충치의 정도에 따른 치료

① 충치 부위를 제거합니다.

충치의 크기에 따라 치아를 제거하는 양도 달라집니다. 충치를 다 삭제한 후 신경을 보호하는 약을 바르고, 아말감 또는 레진 등으로 충전(봉)하여 원래의 모양으로 만들어줍니다. 영구치의 경우 금과 같은 귀금속으로 치료합니다. 치아를 삭제해 낸 양이 많을 때에는 치아 전체를 씌우기도 합니다.

② 신경(근관)치료를 합니다.

신경까지 충치가 침범했을 때는 염증상태에 따라 신경을 중간에서 절단하거나 전체를 제거하고 약제를 대신 넣습니다. 이를 보통 신경치료라고 하는데, 이곳 즉, 근관에는 신경 뿐 아니라 혈관 및 기타 지지조직이 있는데 이것을 모두 포함하여 함께 제거하므로 통칭 근관치료라고도 합니다. 신경치료 후에는 치아가 건조해지고 약해지므로 치아가 파절되는 것을 예방하기 위하여 치아를 완전히 씌워줍니다(그림 15 A, B).

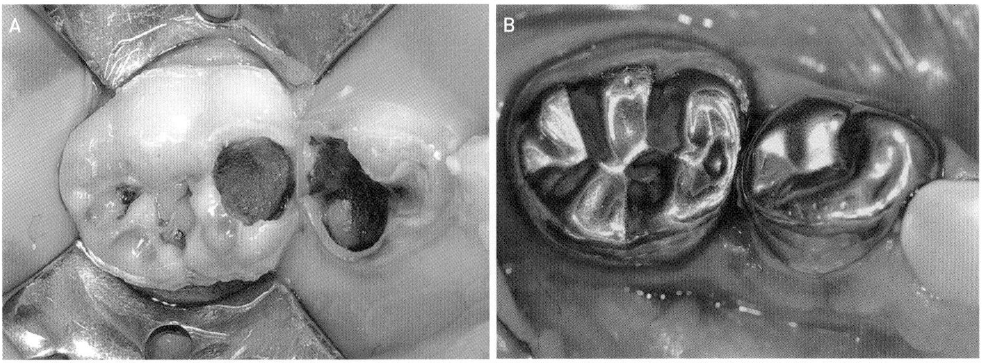

그림 15. 신경(근관)치료 후 치관을 씌워준 모습.
A. 심한 충치 B. 신경치료 후 치관을 한 모습

③ 치근(치아뿌리)의 치료
충치가 심하고 치아 치근단(치아 뿌리끝)까지 곪아 있으면 이에 따른 별도의 치료가 필요합니다. 유치의 경우, 유치의 치근단에 있는 영구치배의 손상을 줄 수 있으므로 주의해야 합니다(그림 11). 유구치의 치근단 염증이 심한 경우 발치 합니다.

● 치료했던 치아를 다시 치료해야 하는 경우도 있습니다.

먼저 했던 치료가 적절하지 못했거나, 치료 후 관리를 잘못하여 같은 곳에 또 다시 충치가 생기는 경우가 있습니다.

① 봉(충전)했던 것을 일부 또는 전부 제거하고 다시 충치치료를 해야 합니다.
② 한 번 치료받았던 치아라도 그 치아의 다른 부위에 생긴 충치와 같은 방법으로 치료합니다.

08 발치(치아를 뽑는 일)와 발치 후 주의사항

● 유치를 발치하는 경우

① 충치가 진행되어 치근단까지 염증이 생긴 경우
② 외상으로 치근이 중간에서 파절되었거나 많이 흔들리는 경우
③ 영구치가 나왔는데도 유치가 남아 있는 경우(그림 16)

④ 이외에 특별한 이유가 있는 경우

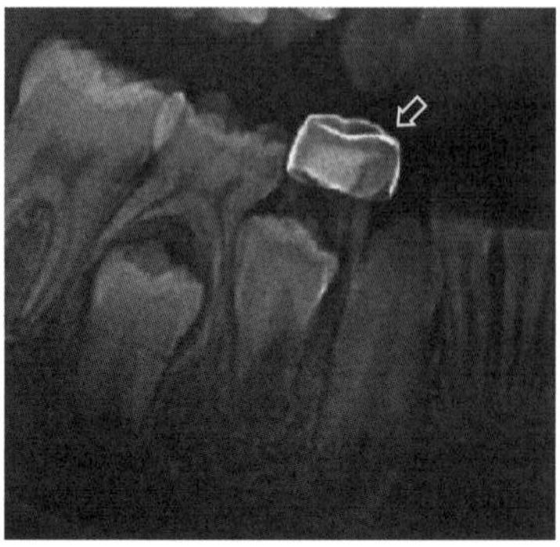

그림 16. 영구치가 거의 다 맹출되었으나 유치가 잔존 시 발치할 수 있다.

● 발치할 때 아픈가요?

발치할 때 아프냐고 많이 묻습니다. 마취를 하고 발치하므로 치아를 뽑는 동안은 아프지 않지만 마취가 깬 후 통증이 있을 수 있습니다. 유치가 교환될 시기가 가까워질수록 치근이 흡수되고 짧아져 뽑기에 쉽습니다. 유치의 경우 어느 치아든지 발치 후 통증은 적거나 없습니다. 통상적으로 치아 중에서 아래 사랑니가 가장 아프고, 위의 사랑니가 제일 안 아프다고 환자에게 설명 합니다. 물론 예외는 있습니다. 환자에게 편하게 설명하자고 하는 이야기입니다.

치아를 뽑은 후 주의사항

1. 마취로 의한 감각둔감이 발치 후에도 경우에 따라서 1시간 이상 지속될 수 있으므로 입술, 뺨 또는 혀 등을 깨물어 상처를 생기게 하는 경우가 있습니다(그림 17). 깨물지 않도록 주의를 줍니다.
2. 치아를 뽑은 자리를 손가락으로 만지지 않습니다. 세균감염이나 자극에 의한 출혈이 심해질 수 있습니다.
3. 발치를 하고 난 후에는 1~2시간 정도 꼭 물고 있도록 합니다. 환자마다 차이가 있을 수 있으므로 출혈이 계속되면 조금 더 거즈를 물고 있도록 하는데 그래도 지속적으로 피가 멈추지 않으면 치과에 연락하여 치료받도록 합니다.
4. 발치 후 통증을 줄이고, 출혈도 줄여 주고, 붓기도 감소시켜줄 수 있도록 2일 동안 얼음 찜질을 해 주는 것이 좋습니다. 이 후에는 따뜻한 찜질을 해줍니다.
5. 마취가 깬 후 참지 못할 정도로 아프다고 하면 진통제를 복용하도록 합니다.

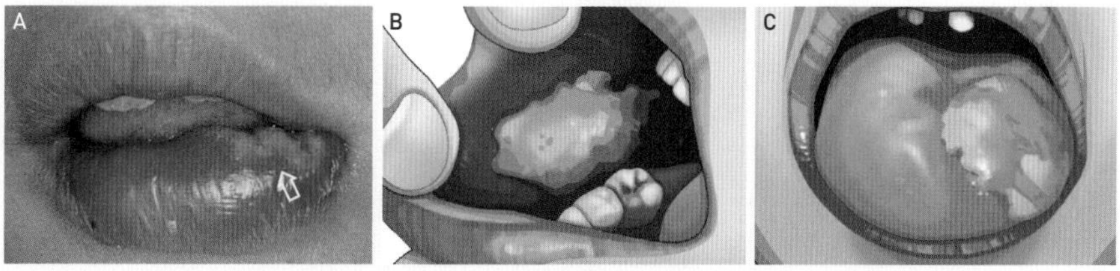

그림 17. 마취 후 감각둔감이 지속되는 동안 깨물어서 생긴 상처

09 치과에서 사용하는 약제

● 치료를 위하여 사용하는 약제

주로 사용하는 약은 소독약, 소염제, 진통제, 항생제 그리고 불소 등의 충치예방제 등이 있습니다.

● 충치의 진행을 억제하는 약제

① 약제로 불소 바니쉬를 사용합니다.
② 시용하는 방법은 치아에 손톱 메니큐어처럼 바릅니다.
③ 불소를 바르면 치아의 표면이 강화되고, 초기 충치(백색반점)는 원래 상태로 복원되며, 치아에 붙어있는 치태 내 세균의 활동을 억제시킵니다.

④ 주의할 점은 불소를 바르고 난 후 바로 음식물을 먹거나, 칫솔질을 하면 떨어지게 되므로 주의사항을 잘 들어야합니다.
보통 사용하는 양으로 중독이나 부작용은 거의 없으나, 알레르기가 있는 경우 반드시 미리 치과의사에게 말해 주어야 합니다.

간질약에 의한 합병증

간질에 의한 경련을 억제하는 약을 지속해서 복용하고 있는 어린이가 약의 부작용으로 잇몸이 심하게 증식된 경우(그림 18) 절제해 내야 하지만 항상 청결히 하여 염증이 생기지 않은 경우에는 그 상태를 잘 관찰합니다. 치과의사와 상담하여야 합니다.

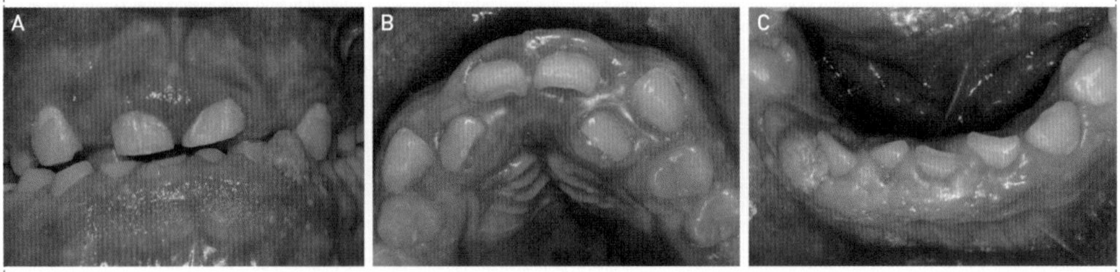

그림 18. 간질에 의한 경련억제제에 의한 치은 증식

10 손가락 빨기

● 어린이의 손가락 빨기는 연령에 따라 의미가 다릅니다.

어릴 때는 별로 신경 쓸 필요가 없지만 4세 내지 5세부터 초등학생이 되어서도 손가락을 빠는 것은 단지 버릇 이상으로 심리적인 문제 또는 발달상의 문제가 있을 수 있으므로 방치해서는 안 됩니다.
손가락 빨기를 오래하면 윗턱의 앞니가 앞으로 튀어 나올 수 있으므로(그림 19), 치과의사와 상의하여야 합니다.

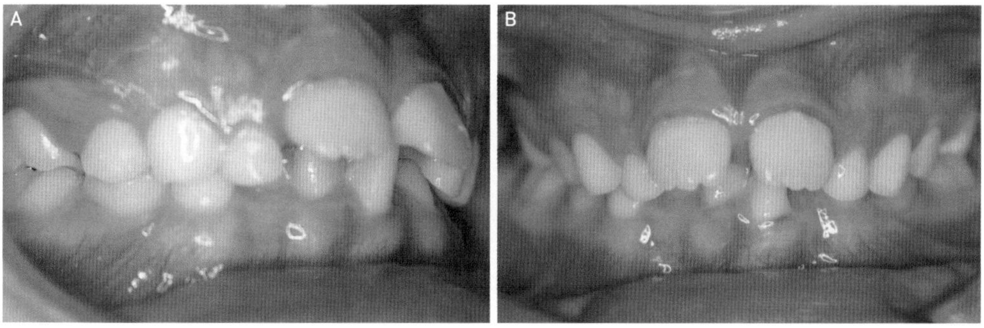

그림 19. 손가락 빨기에 의한 부정교합

자궁 내에서의 손가락 빨기

초음파 검사로 자궁 내의 태아의 움직임을 관찰하면 태생 6주 정도부터 태아가 손을 입에 가져가는 모습을 볼 수 있습니다(그림 20). 그리고 태생 7개월을 지날 때쯤이면 태아가 자신의 손가락을 빠는 모습을 볼 수 있습니다. 태아의 손가락 빨기는 태어날 때부터 젖을 빠는 연습이라고 볼 수 있습니다.

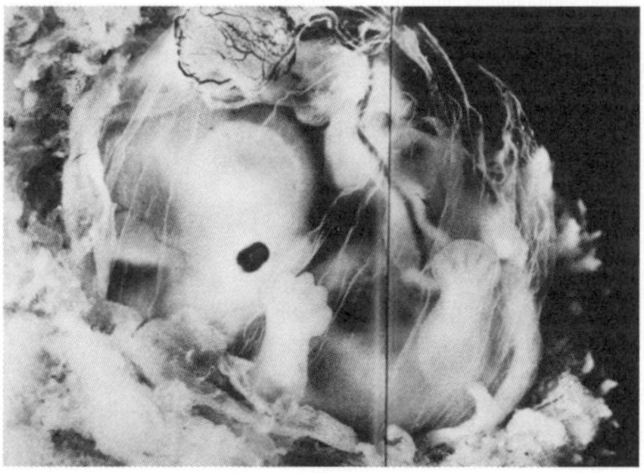

그림 20. 태생 6주경 태아가 손가락 빠는 모습

● 아기의 손가락 빨기

① 기분이 좋은 손가락 빨기

갓난아기의 손가락 빨기는 그다지 걱정할 필요가 없습니다. 손가락 빠는 자체가 생리적인 것이기 때문입니다. 자신 손가락을 빠는 것은 아기에게 있어서 불안을 가라앉히고 기분을 좋게 해 주는 일로 생각되고 있습니다.

② 가지각색의 손가락 빨기

주의해서 보면 손가락 빠는 모습도 단지 손가락을 물고 있는 경우, 분명하게 빨고 있는 경우 또는 씹고 있는 경우 등으로 가지각색입니다. 주로 빠는 손가락은 엄지손가락이 가장 많지만 다른 손가락인 경우도 있습니다. 관찰해보면 재미있습니다(그림 21).

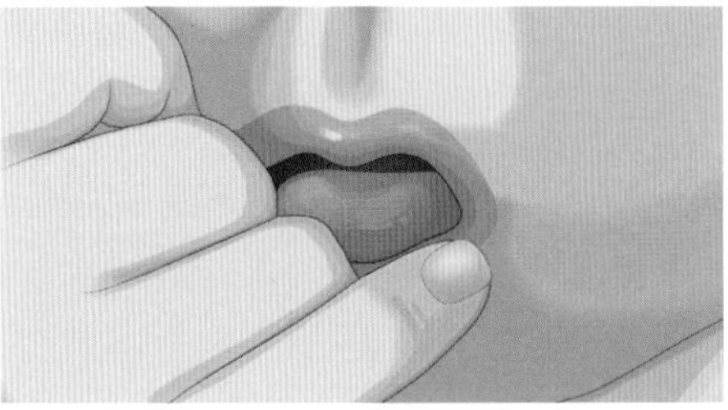

그림 21. 4개월 된 아기의 손가락 빨기. 여러 개의 손가락을 함께 빤다.

● 1세 아기의 손가락 빨기

이 시기의 손가락 빨기는 생리적인 것으로 나쁜 일은 아닙니다. 치아에 대한 영향도 걱정할 필요가 없으므로 너무 신경질적으로 대처하지 말고 자녀와 서로 이해하는 마음을 가지도록 합니다. 자연스럽게 멈출 수 있습니다. 긴장될 때 본능적으로 손가락을 빠는 경우도 많습니다.

◉ 자연히 잊어 버리게 됩니다.

걸을 수 있게 되거나 놀이나 흥미의 대상이 많아져서 손가락을 쓸 일이 늘어나면 정상적으로 빠는 일도 어느 사이엔가 잊어버리게 됩니다.

● 2세, 3세 어린이의 손가락 빨기

낮에는 손가락은 빨지 않아도 밤이나 잠잘 때에는 손가락을 입에 넣고 있는 경우가 있습니다. 심리적으로 안정을 찾고 싶을 때 이런 경우가 많은 것으로 보고 있습니다. 특히 슬플 때나, 불안할 때 손가락을 빨면서 스스로 안정을 찾습니다. 꾸짖는 것은 좋지 않습니다.
손가락 빨기로 상악 전치를 밀어내는 경우가 있는데 이를 멈추면 치아가 제자리로 돌아오기 때문에 손가락 빨기를 그만두게 하려고 너무 꾸짖을 필요는 없습니다.

입 주위를 핥아서 흔적이 남는 경우

입술을 둘러싼 것처럼 동그랗게 핥은 흔적이 있거나 피부가 빨갛게 되어 있거나 거칠어진 경우가 있는데 이것은 혀의 습관으로 활동적인 어린이보다 내성적으로 자기 주장을 잘하지 못하는 어린이에서 많이 있는 것으로 보고 있습니다. 단순한 습관에서부터 정신적인 스트레스까지 원인이 다양하여 손톱을 물어 뜯거나 머리를 뜯는 습관과 같은 의미로 생각됩니다.

● 4, 5세 어린이의 손가락 빨기

이때까지 계속 손가락을 빤다면 이제는 서서히 그만두게 해야 합니다. 손가락을 빠는 이유를 찾아봐야 합니다.

손가락 빨기의 배경과 어린이의 마음

① 어린이 자신의 문제
4~5세가 되어도 손가락 빠는 습관이 없어지지 않는 이유로 스트레스를 생각할 수 있습니다. 이것 때문에 친구들 간의 관계가 적극적으로 되지 못하고 자기표현이나 주장을 제대로 하지 못하여 행동범위도 적어져 이것이 마음의 부담을 주게 되어 손가락 빨기 습관이 지속될 수 있습니다.

② 가정환경의 문제
어린이 부모의 교육자세에 심한 차이가 있어서 어느 쪽을 따라야 할지 혼동이 되거나, 자녀가 이해할 수 없는 일을 반복해서 요구할 때 마음의 불안으로 버릇이 지속될 수 있습니다.

손가락 빨기의 영향

① 상악 전치(유전치)가 앞으로 튀어 나오게 됩니다.

② 상, 하악의 전치가 서로 잘 맞지 않아서 앞니로 음식물을 자르는 감각을 잃어버리게 됩니다.

③ ㅅ, ㅁ, ㅂ, ㅍ, ㅊ 등의 발음이 불분명하게 됩니다.

④ 아래, 위 입술이 닫히지 않게 됩니다.

심리적 안정이 필요합니다.

① 어린이에게 충분한 애정과 편안함을 주어야 하며 서로 이해할 수 있도록 노력합니다.
② 일상생활에 변화를 주어 친구들과의 관계나 놀이에 자신을 갖도록 합니다.
③ 야단을 치거나 손가락 끝에 쓴 약 등을 발라서 못하게 하는 것은 좋지 않습니다.
④ 스스로 그만두어야겠다는 마음을 갖도록 하는 것이 중요합니다.
⑤ 이를 위하여 모두 관심을 가지고 도와주어야 합니다.

11 초등학생의 손가락 빨기

초등학생이 되어서도 손가락 빨기가 계속되고 있을 때 원인은 마음의 문제입니다.

① 어린이 자신의 문제일 수 있습니다.
가정이나 학교의 새로운 생활에 적응하지 못했거나 친구와의 관계나 자신의 행동에 자신을 갖지 못했기 때문에 항상 고독감을 느끼고 이것을 달래기 위하여 손가락 빨기를 계속 할지도 모릅니다.

② 가정환경의 문제일 수도 있습니다.
부모가 과잉보호를 했거나 맹목적인 사랑이 너무 강하였거나, 반대로 너무 엄격한 경우에도 이런 반응이 자녀에게서 나타날 수 있습니다.
치아나 입 자체에 관한 문제라기보다는 건강하게 성장할 수 있도록 가정환경의 배려나 도움이 필요한 경우입니다.

초등학생의 경우도 위에서 설명드린 것과 같이 손가락 빨기로 여러 가지 영향이 나타날 수 있습니다.

① 상악 전치가 앞으로 튀어나와 하악의 전치와 닿지 않게 됩니다.
② 발음이 정확하지 않게 됩니다.
③ 상악의 전치가 앞으로 튀어나오면서 윗입술이 위로 올라가 부자연스럽게 됩니다.

가정에서의 지도가 중요합니다.

1. 손가락 빨기만을 멈추게 하려는 노력은 효과가 적으므로 기본적으로 어린이가 정신적으로나 육체적으로 균형 잡힌 발달을 할 수 있도록 도와주는 일이 중요합니다.
2. 가족이 함께 모일 수 있는 시간을 중요하게 사용하여 서로에게 역할을 주어 다른 사람에게 도움이 되는 것이 얼마나 기쁜 일인가를 느낄 수 있도록 합니다.
3. 실패를 두려워하지 않고 활발하게 생활하는 자녀로 지낼 수 있도록 너무 간섭하지 말고 신뢰하여 지켜봐주는 태도가 필요합니다.
4. 부모와 대화하는 방법도 공부가 필요합니다.

1

태아부터

이제 시작입니다.

● 치아의 발생

아기의 치아가 생기기 시작하는 것은 임신 6주 때부터로 엄마의 뱃속에 있을 때부터입니다. 10주 정도까지 20개의 유치 치배(싹)가 아기의 턱 속에 차례차례 생깁니다. 산모가 임신을 깨닫고 영양이나 건강에 신경을 쓸 시기에 이미 유치의 치배가 모두 형성이 됩니다(그림 4).

● 치아의 형태가 만들어지는 시기

임신 4½개월 될 때 유치의 치배도 어느 정도 성장하여 칼슘을 포함한 무기질이 축적되면서 단단하게 되며 치아의 형태가 만들어집니다. 영구치 중 제1대구치(6세 구치)나 하악의 전치 등과 같이 맨 먼저 나올 영구치의 치배가 만들어지기 시작합니다(그림 1-1).

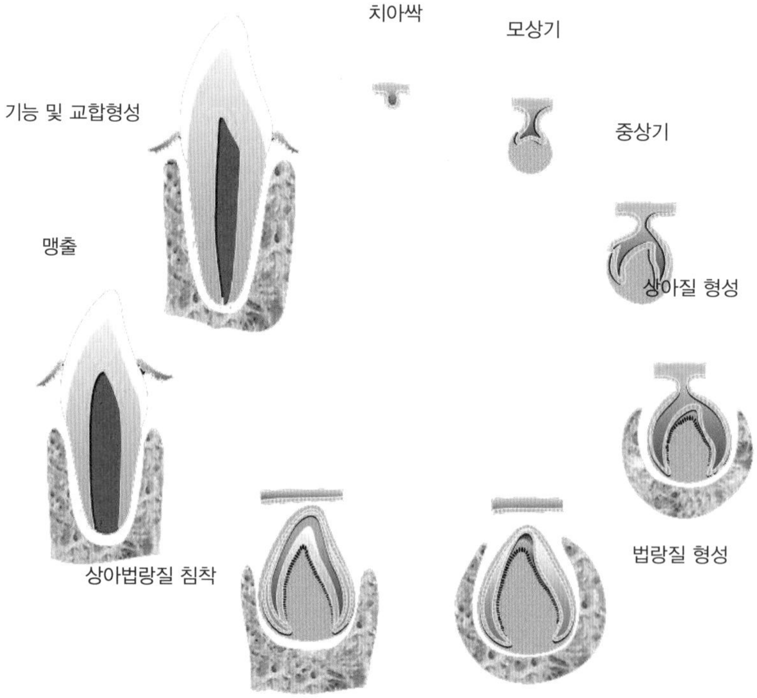

그림 1-1. 치아의 발생과 맹출

01 칼슘만으로 치아가 만들어지지는 않습니다.

치아는 콜라겐이라는 단백질로 된 섬유망에 칼슘과 인 등의 미네랄이 단단하게 결합(석회화)되어 만들어집니다. 튼튼한 치아를 위하여 중요한 점은 다음과 같습니다.

① 칼슘과 인의 균형있는 섭취가 필요합니다.
칼슘과 인의 균형잡힌 섭취가 중요합니다. 인은 우리가 섭취하는 대부분의 음식물에 풍부하기 때문에 결핍의 가능성은 거의 없습니다. 두 가지 요소의 균형을 맞추기 위하여 인의 과량섭취는 칼슘과의 결합을 방해합니다. 치아의 형성에 도움을 주는 음식은 육류, 생선, 콩, 유제품 등입니다. 아래 설명되는 튼튼한 치아를 만드는 식품 목록을 참고하시기 바랍니다.

② 설탕의 과량 섭취는 안 됩니다.
설탕은 칼슘의 흡수를 방해하므로 과량으로 섭취하는 것은 좋지 않습니다.

③ 일광욕이 필요합니다.
칼슘과 인의 결합에 햇빛이 필요하므로 적당한 일광욕이 좋습니다.

성인의 칼슘소모량이 600mg인데 비하여, 임산부의 칼슘소모량은 1000~1200mg으로 거의 2배 정도 됩니다.

02 튼튼한 치아를 만드는 식품 목록

	양질의 단백질	비타민 A	비타민 C	칼슘	인	비타민 D
효능	치아의 기초가 됨	법랑질의 기초가 됨	상아질의 기초가 됨	치아의 석회화에 중요함		칼슘의 대사를 도와서 석회화를 조절
중요한 식품	생선 달걀 우유 두부 등	돼지고기 간 당근 버터 등	시금치 귤 고구마 배추 등	치즈 마른 멸치 등	쌀 소고기 돼지고기 달걀 등	버터 달걀 노른자 우유 등

① 무엇보다도 즐거운 식사시간을 갖는 것이 중요합니다.

- 즐겁게 음식을 먹고
- 흥미를 가지고 음식을 먹으며
- 맛있게 음식을 먹으며
- 너무 급하게 음식을 먹지 않습니다.

② 편식을 하지 않고 균형 잡힌 식사를 하는 것이 매우 중요합니다.

③ 음식뿐만 아니라 자녀에게 성장에 적합한 환경을 만들어 주는 일이 매우 중요합니다.

03 모체의 상태와 태아의 치아

① 입덧과 유치

입덧 자체가 아기의 치아에 미치는 나쁜 영향은 없습니다. 산모가 입덧하는 시기인 임신 2~3개월 후에는 뱃속의 아기 치아는 이미 어느 정도 만들어져 있기 때문에 입덧이 심해져도 이것만으로 아기의 치아에 영향을 미치지는 않습니다.

② 모체의 영양장애

산모가 충분한 영양을 섭취할 수 없게 되면 태아의 성장에 직접 영향을 줍니다. 예를 들어 체중이 늘지 않거나, 단단한 치아가 만들어지기 어려우며 턱의 성장도 정상적으로 이루어지지 않을 수 있습니다.

③ 균형 잡힌 식사가 필요합니다.

임신 중인 산모의 전신상태는 미묘하므로 균형 잡힌 식사에 유의하여야 합니다. 태아의 성장을 걱정하여 칼슘제 등 약제에 의존하지 않고 골고루 음식을 섭취하도록 합니다. 일반적인 것이라면 태아를 위한 특별한 음식에 대하여 걱정하지 않아도 충분합니다.

04 모체의 전신상태가 태아에 미치는 영향

산모의 전신상태에 중대한 변화가 있을 때, 태아에도 중대한 영향을 미칠 수 있습니다.

● 중대한 전신상태 변화에는 다음과 같은 것이 있습니다.

1. 호흡기나 순환기의 급성 질환이나 사고로 인한 일시적인 저산소증
2. 태아의 발육에 장해를 줄 수 있는 약물이나 방사선치료 등에 의한 영향
3. 세균이나 바이러스에 의한 감염

임신 초기 모체의 이상은 태아에 여러 가지 영향을 미칠 수 있습니다. 이러한 가능성이 있을 때 산부인과 의사와 충분히 상담하여 조치를 취하는 것이 중요합니다.

05 임산부의 구강위생에 있어서 중요점

1. 입덧을 할 때 치약의 맛이나 냄새에도 예민해져서 칫솔을 입안에 넣기만 해도 토하는 경우가 있으므로 경우에 따라서 치약을 사용하지 않더라도 여유를 가지고 천천히 치아를 닦습니다.
2. 구강상태가 불량하여 잇몸의 염증(임신성 치은염)(그림 1-2) 또는 임신성 종양(그림 1-3) 등으로 자극에 쉽게 출혈이 될 수 있지만 너무 두려워하지 말고 부드럽게 정성껏 치아를 닦습니다. 상태가 심한 경우에는 치과의사와 의논하여 적절한 치료를 받도록 합니다.
3. 임신 초기 3개월과 말기 3개월은 치과치료와 같은 자극(스트레스)이 태아에 영향을 줄 수 있다고 합니다. 가장 좋은 방법은 임신 전에 치과치료를 받아 건강한 구강상태를 유지하는 것 입니다.
4. 임신하면 구강 내 pH 농도가 산성으로 변하여 충치가 많은 어린이의 구강상태와 비슷합니다. 음식을 먹을 때마다 칫솔로 치아를 닦아 주지는 못해도 물로 입가심을 합니다.

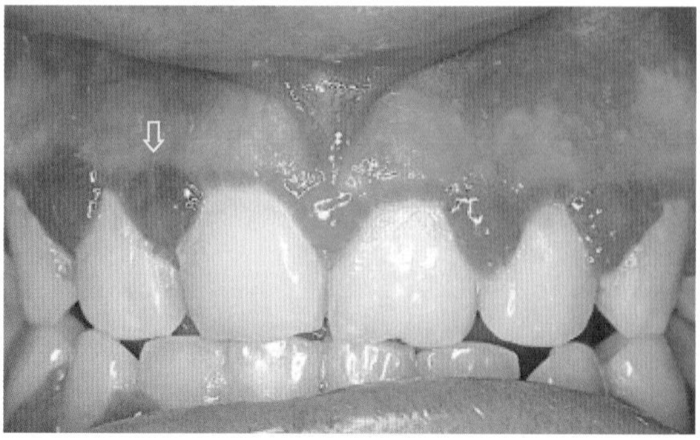

그림 1-2. 임신성 치은염

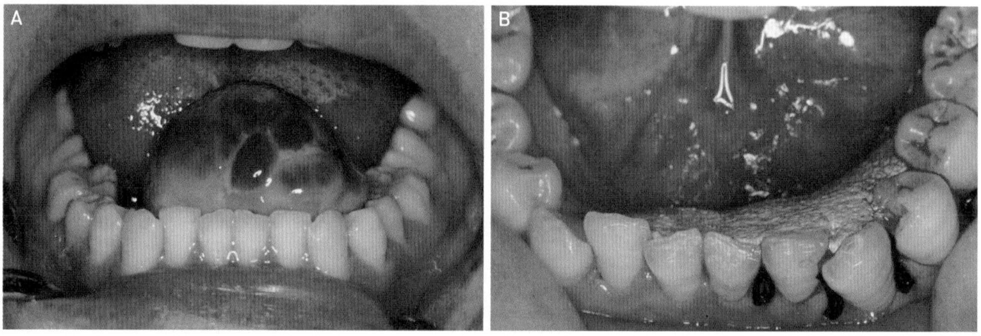

그림 1-3. 임신성 종양 및 치료

A. 임신 3개월경 하악 설측에 쉽게 출혈되는 커다란 검붉은 종물이 보입니다.

B. 조그만 자극에도 출혈이 되기 때문에 임신 3개월이 지난 후 바로 수술을 시행하였습니다.

2

출생에서부터
6개월까지

● 선천성 치아와 신생치

태어날 때부터 이미 치아가 있는 경우가 있습니다.

선천성 치아와 같이 태어날 때 이미 치아가 나와 있거나, 신생치와 같이 생후 얼마 안 되어서 치아가 나기 시작하는 경우가 있습니다. 주로 하악 전치부에 맹출되는데 이때문에 상악 잇몸에 상처를 줄 수 있을 뿐만 아니라 모유를 먹는데 방해를 주게 됩니다. 이들 치아에 염증이 발생되어 치아를 빼는 등의 고생을 하는 경우가 있는데(그림 2-1), 이때는 치과의사와 상의하여야 합니다.

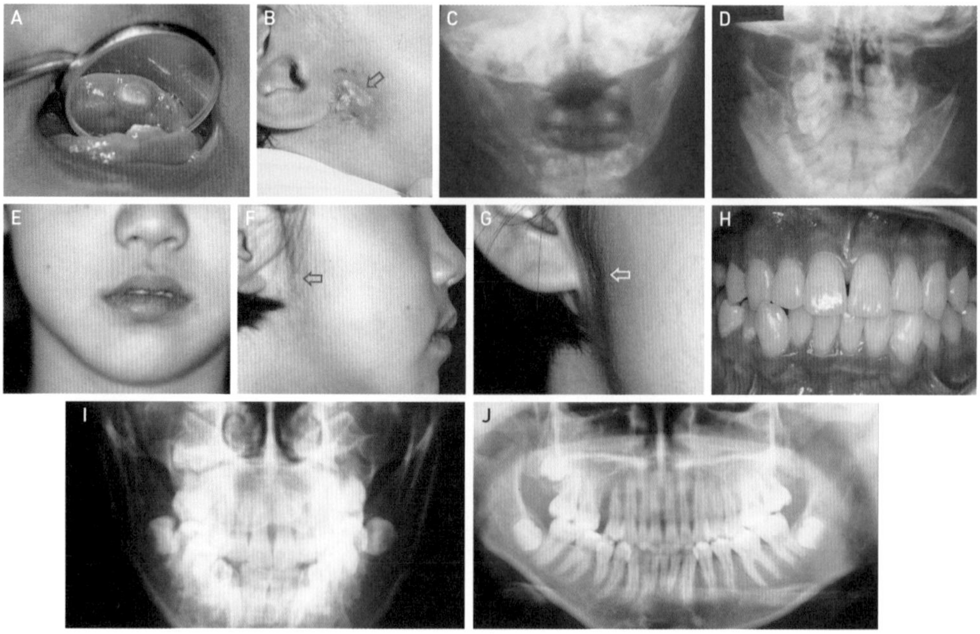

그림 2-1. 신생치로 인하여 염증이 심하게 진행되었던 예

A. 신생치

B. 신생치에서 시작된 염증이 우측 귀 전방의 피부로 누공을 형성하였으며,

C,D. X-선 촬영의 어려움으로 흐릿하게 보이지만 전반적인 심한 골파괴 소견을 보였습니다.

E. 환자가 12세 어린이가 되어 내원하였습니다. 안면 정면에서는 특이 소견을 볼 수 없었지만,

F. 안면 우측에서 귀 전방에 갈색의 반흔이 있는 함몰 부위가 보였습니다.

G. 귀 전방의 함몰부위를 정면에서 본 모습.

H. 하악 전치부에 치아가 밀집된 모양을 보였습니다.

I. P-A X-선 소견에서 좌우 대칭에 큰 차이가 없어 보였으나,

J. 파노라마 X-선 소견에서 좌우측을 비교해 보면 발육장애로 인하여 우측 하악골 상행지의 폭이 좁아져 있었고, 구치부 골체부의 높이가 낮은 것을 볼 수 있었습니다. 영구치의 결손 등 손상을 걱정하였으나 다행히 치아의 이상은 없었습니다.

● 리가훼더병

아기가 모유를 먹을 때나 우유를 마실 때 거의 대부분 하악 전치부에 맹출되는 선천성 치아나 신생치에 의하여 혀의 아랫면에 지속적인 자극이 가해져 표면이 백색의 단단한 덩어리가 만져지는 경우가 있습니다. 이것을 리가훼더병(그림 2-2)이라고 하며, 이는 치아가 조기에 맹출하거나 설소대가 짧은 경우에 주로 발생합니다. 이 경우는 치아를 다듬어 주거나 치아를 둥글게 만들어 주어 자극을 제거 해주어야 합니다. 설소대가 짧은 경우 설소대 제거술을 같이 시행해 주어야 합니다. 심한 경우 치아를 빼주어야 하는 경우도 생깁니다.

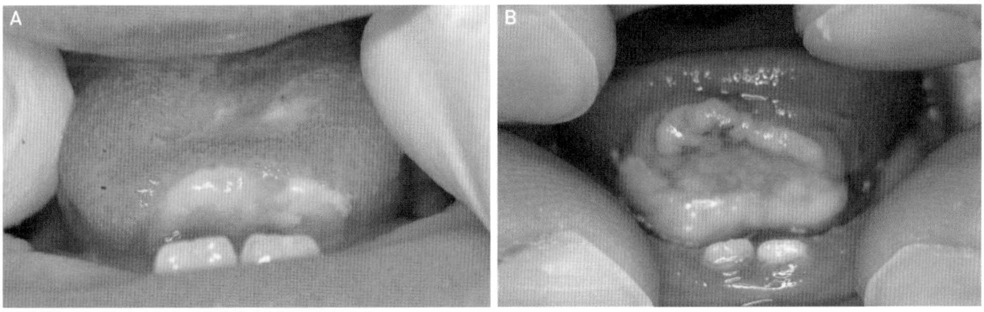

그림 2-2. 리가훼더병

● 치은 상피 진주(Gingival pearl) 또는 본 결절(Bohn's nodule)

생후 2~3개월경 치은에 원형의 노란색을 띤 백색병소가 나타나는 경우가 있는데 이를 본 결절(그림 2-3) 혹은 상피진주라고 합니다. 치아를 만드는 세포의 일부가 남아서 각화된 것입니다. 나중에 자연히 없어지므로 크게 걱정하실 필요는 없습니다.

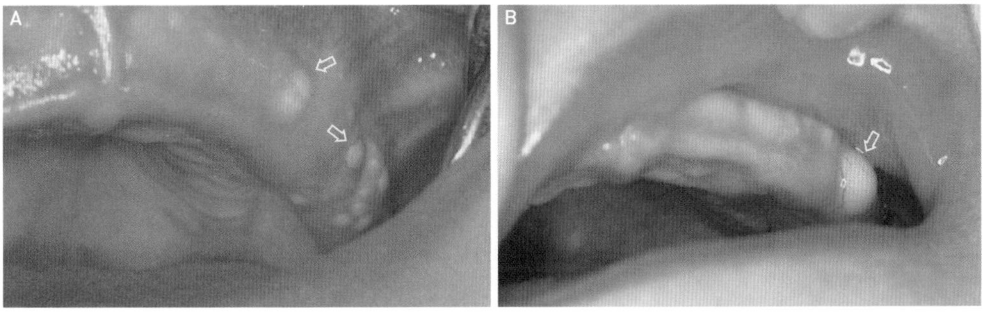

그림 2-3. 본 결절(Bohn's nodule).
치은 상피가 일시적으로 두꺼워져서 치아처럼 보입니다.

● 혀의 백태

아기의 혀 표면 전체에 닦아도 잘 떨어지지 않는 백태가 생기는 경우가 있습니다(그림 2-4). 대부분 모유나 우유 내의 단백질이 굳어져서 혀의 좁은 주름 속에 끼어 들어가 생기는데 때때로 거즈로 혀의 표면을 닦아 줍니다.

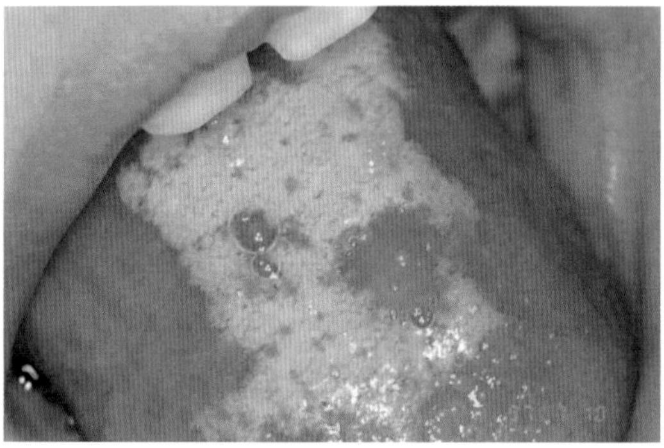

그림 2-4. 혀의 백태

● 칸디다증

감기, 소화기 질환 및 발열 등으로 체력이 저하되거나, 여러 종류의 약을 먹을 때 백태가 생기기도 합니다. 이런 경우 칸디다증을 의심할 수 있습니다. 이 백태는 일종의 곰팡이로서 독성은 없으므로 이에 적합한 소독으로 건강한 상태로 회복될 수 있습니다.

● 흑모설(黑毛舌)

백태와 달리 갈색의 이끼가 생기는 경우가 있습니다(그림 2-5). 전신상태가 약화될 때에 나타납니다. 역시 이것도 곰팡이의 일종으로 1주일 정도 지나면 열어집니다.

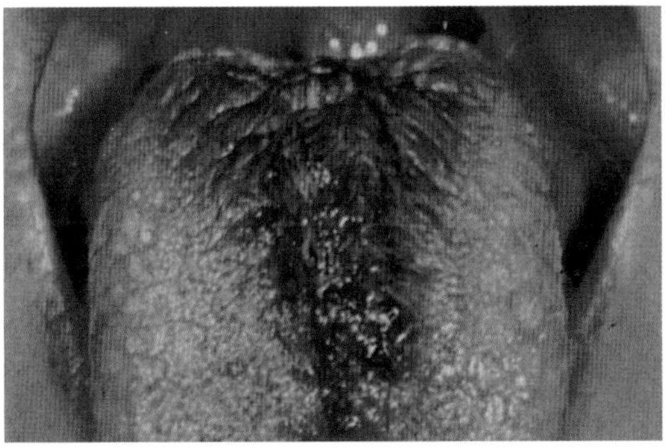

그림 2-5. 흑모설

● 종양의 발생

신생아에게도 종양이 생기는 경우가 있습니다. 그 중의 한 예가 흑색소성 신경외배엽성 종양입니다. 종양 중에도 검은 색은 좋지 않습니다. 이 경우 악성 종양인 경우가 많고, 양성 종양이면서도 악성의 성격을 가지는 경우가 많습니다. 여기 보여드리는 종양도 양성이지만 악성 종양처럼 급속하게 커졌던 경우입니다.

이 증례(그림 2-6)는 6개월 된 신생아(여자)로 윗입술이 갑자기 부었다고 병원에 왔습니다(A). 구강검사 시 위턱 좌측 치조골에 청, 흑색을 띠는 종물이 있었습니다(B, C). X-선 소견은 경계가 불명확한 방사선 투과성의 병소가 보였고, 유치의 치배가 관찰되었습니다(D). 조직검사를 하여 섬유성 기질 내에 사다리 모양의 멜라닌 색소를 가진 상피세포로 구성 된 흑색소성 신경외배성 종양으로 진단되었습니다(E, F). 조직을 채취한 뒤 검사결과를 기다리는 동안 종물이 급속하게 자랐습니다. 결과를 확인 하자마자 수술을 했습니다. 적출한 종양의 절단면입니다. 3×3cm 정도의 크기로, 내부에 청색을 띤 검은 부위와 주위에 흰색의 윤기 나는 탄력섬유성 기질로 둘러싸여 있었습니다. 종물과 인접조직은 비교적 경계가 명확하였습니다. 인접해 있던 유치의 치배도 함께 제거되었습니다(G).

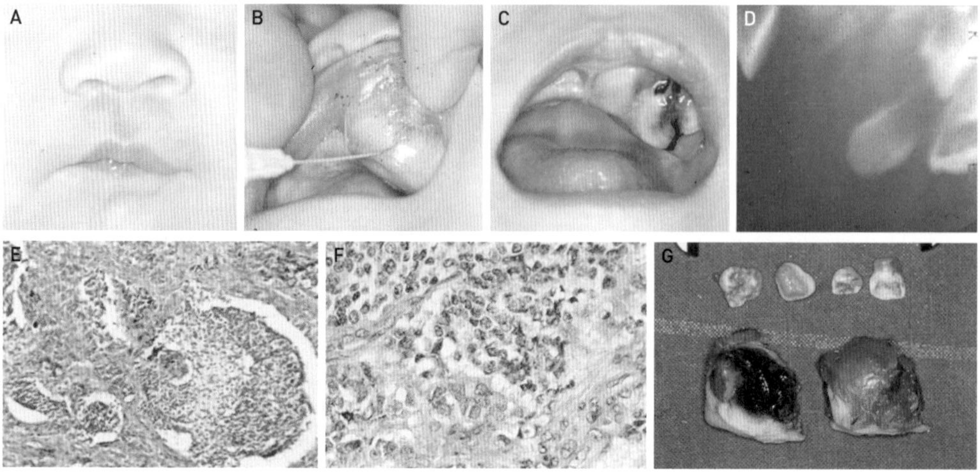

그림 2-6. 6개월 된 신생아(여자)에 발생된 흑색소성 신경외배엽성 종양

01 올바른 수유(授乳)

● 올바른 젖빨기는 뇌 발달의 시작입니다.

태어나서 바로 아기가 젖을 빠는 것은 반사적 행동입니다. 이 시기에 조금씩 유두와 입과의 관계를 감각적으로 느끼게 되고, 어떻게 하면 잘 빨 수 있을까라는 생각하기 시작합니다. 즉, 태어나서 처음으로 뇌를 사용하여 감각이나 운동의 학습을 젖 빨기 운동을 통해 시작하게 되는 것입니다.

● 수유는 엄마와 아기 사이의 관계를 이루는 기본입니다.

올바른 수유는 엄마와 아기사이에 강한 유대감을 만듭니다. 엄마는 젖이나 우유를 빨고 있는 아기를 대견스럽게 바라보게 되고, 아기는 엄마와의 심리적 관계뿐만 아니라 정서의 발달을 포함하여 모든 인간관계의 기초를 이루게 됩니다. 수유는 아기에게 식사 이상의 중요한 의미를 가지고 있다는 것입니다.

올바른 수유나 우유병 사용를 위한 검사항목(그림 2-7)

1. 신선한 모유나 우유를 규칙적으로 수유하나요?
2. 아기를 안는 방법이 편안한가요?
3. 아기는 젖꼭지를 잘 물고 있나요?
4. 젖꼭지가 끝까지 완전히 아기 입에 들어가 있나요?
5. 우유병이 얼굴에 거의 직각으로 물려 있나요?
6. 일정한 리듬으로 힘있게 빨고 있나요?
7. 우유병의 공기구멍은 막히지 않았나요?
8. 우유병의 젖꼭지 구멍은 적당한가요?
9. 아이가 목이 메이지 않고 연속하여 잘 빨고 있나요?
10. 수유 후에는 아이가 만족해 하나요?

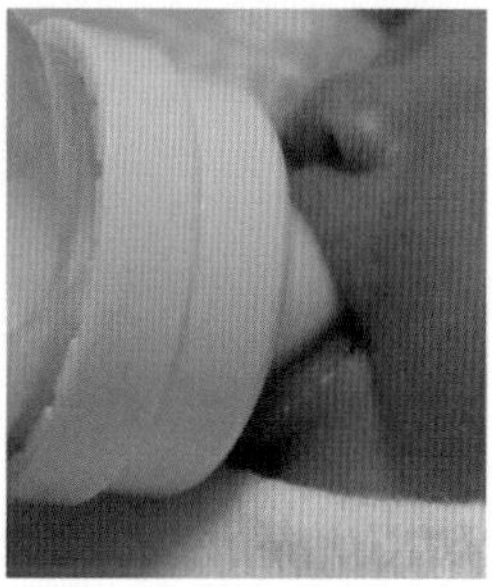

그림 2-7. 아기의 우유병 사용

02 젖빨기의 장애

모유나 우유를 빨기 위하여서는 입술이나 혀가 그 나름대로 운동을 하게 됩니다. 때로 웬 일인지 젖빨기의 힘이 약해져 충분히 빨지 못하고 힘들어하는 경우가 있습니다.

올바르게 젖빨기를 하지 못하는 이유

1. 미숙아(저체중아)인 경우
2. 설소대(그림 2-15)가 짧아서 기능적으로 혀의 전후 운동이 잘 되지 않는 경우
3. 구순열(그림 2-8) 또는 구개열(그림 2-9)이 있어서 목구멍의 기능장애가 있는 경우
4. 엄마의 유두가 움푹 들어가서 아기가 젖빨기에 어려운 모양인 경우
5. 얼굴, 입술 또는 혀 등의 운동신경마비가 있는 경우

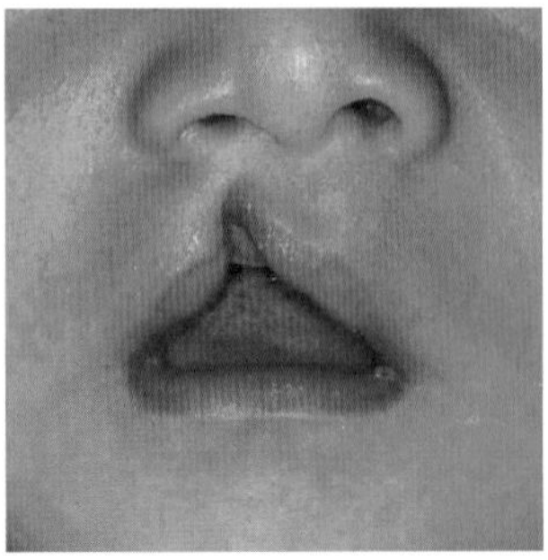

그림 2-8. 어린이의 구순열

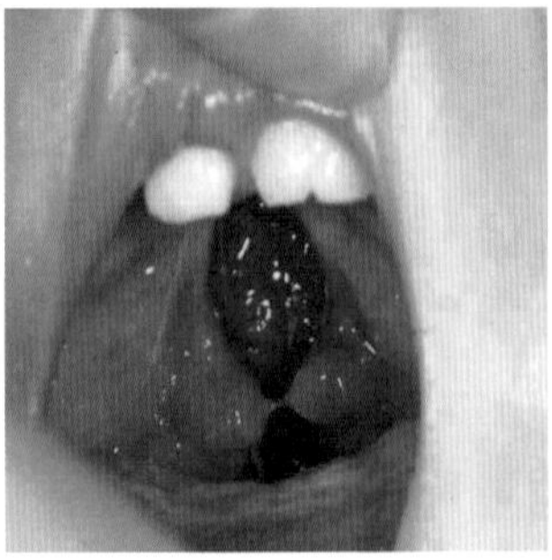

그림 2-9. 어린이의 구개열

● 젖빨기 장애가 심한 경우

구순열 및 구개열이 있는 아기의 경우 구강악안면외과 전문의와 소아치과 및 소아청소년과 전문의와 상담해야 합니다. 구개열이 있는 아이는 구강과 비강이 연결되어 있어 수유 시에 우유가 기도로 들어가거나 호흡에 문제가 있어 수유가 쉽지 않습니다. 혼자 걱정하기 보다는 무엇이 문제이고, 어떻게 하면 되는지를 의논하여야 합니다.

● 젖빨기 장애가 경미한 경우

심한 경우와 마찬가지로 엄마 혼자 걱정하지 말고 전문의와 의논하는 것이 중요합니다. 한편, 그 전에 먼저 아기가 젖을 빠는 모양을 잘 살펴보면서 우유병이나, 엄마가 아기를 안고 있는 모양 등 방법 자체에 잘못이 없는지 확인하는 것도 필요합니다.

03 이유식을 먹이는 방법

● 이유식의 시작은 아기에게 또 다른 시작입니다.

① 먹는 동작과 뇌의 발달

이유식의 시작은 단순히 영양을 취한다는 의미뿐만 아니라 모자의 관계나 아기의 뇌의 발달이라는 면에서도 중요한 역할을 합니다. 이유식을 먹을 때 발생되는 여러 가지 감각과 운동자체가 뇌의 학습에 도움을 줍니다.

② 언제부터 시작해야 하나요?

무조건 빠르다고 좋은 것은 아닙니다. 일반적으로 생후 5개월 전후가 좋습니다. 그렇지만 아기의 체중이 늘지 않거나, 수유의 양이 적고 건강하지 못하거나 또는 태어날 때부터 저체중인 경우에는 전문의와 상담하시는 것이 좋습니다.

③ 무엇부터, 그리고 어느 정도의 양으로 시작하는 것이 좋을까요?

- 처음에는 자극이 적은 식힌 죽부터 합니다. 달걀이나 생선의 단백질을 이유식에 익숙해진 후에 시작합니다.
- 처음에는 하루에 한 번씩 시작하며 우선 숟가락으로 먹는 연습을 합니다.

● 먹이는 방법이 중요합니다.

① 입술의 움직임을 잘 봅니다. 윗입술로 「얌」하고 입속에 넣도록 상기시켜 주어야 합니다. 바로 이유식이 입술의 움직임을 익숙하게 하고 기억하게 하는 중요한 식사의 시작입니다.

② 숟가락을 너무 깊이 집어넣지 않도록 합니다. 음식을 담은 숟가락을 입속에 반 정도 넣고 아기가 스스로 먹도록 기다립니다. 입속에 너무 많이 넣으면 형태나 부드러움에 대한 감각을 느끼지 못하고 먹게 됩니다.

③ 놀면서 기억하게 됩니다. 이유식을 계속해서 먹이면 아기의 입에는 여러 가지 움직임이 나타납니다. 입술을 뾰족하게 내밀거나, 아래, 윗입술을 다문 채로 고개를 흔들거나, 「푸푸-」하며 침을 내 뱉거나, 혀를 「베-」하고 입 밖으로 내미는 등 활기차게 움직입니다. 이런 것들이 모두 감각적인 운동으로 이런 것들을 익히면서 기능하게 됩니다(그림 2-10).

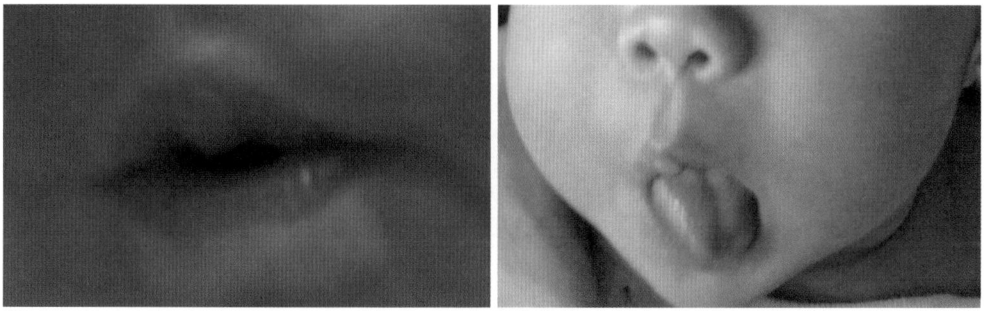

그림 2-10. 이 시기에 아기가 여러 가지 입술 및 혀의 움직임을 보여줍니다.

④ 먹는 자세도 긴밀히 관찰합니다. 정면을 향하여 똑바른 자세로 먹을 때 좌우의 근육이 균형 잡힌 감각을 뇌에 전달합니다. 얼굴이 기울어져 있으면 옳게 먹을 수가 없습니다.

04 아기의 식욕부진과 입

● 입안의 상처때문일 수 있습니다.

무엇이라도 입에 넣으려고 하는 것(그림 2-11)이 아기 발육의 첫 과정이지만 아직 충분히 익숙하지 않은 손동작 때문에 입안에 상처를 만드는 경우가 있습니다. 입안에 생긴 상처는 엄마가 잘 알아차리지 못하는 경우가 많아서 아기가 잘 먹지 않는 경우 입안을 검사해 보아야 합니다.

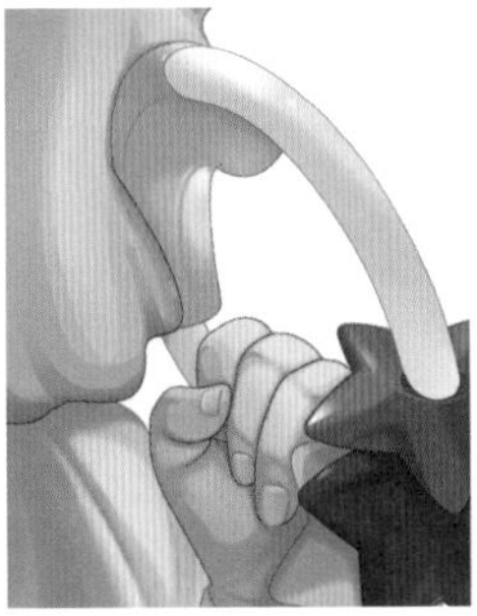

그림 2-11. 이 시기에는 크기에 상관없이 무엇이라도 입에 넣으려고 합니다.

상처가 나을 때까지는 입에 감촉이 좋은 것을 주세요. 2~3일 후 상처가 아물면 음식을 잘 먹게 됩니다.

● 치아가 나올 때 아플 수 있습니다.

치아가 잇몸을 뚫고 나오는데 이때 불편함이 있습니다. 심하면 아프기도 하는데 이것 때문에 식욕이 떨어지는 경우가 있습니다. 하지만 치아가 나오는 동안 입안을 깨끗이 유지해 주면 치아가 나오는 동안 자연히 익숙해져 나아집니다.

● 이유식이나 일반식으로 바꿀 때

모유(또는 우유)를 이유식으로 또는 이유식을 일반식으로 바꿀 때 식욕이 떨어질 수 있습니다. 무리하게 먹이지 말고 아기가 배고파 할 때까지 기다리는 것이 좋습니다.

아기의 미각은 순수합니다.

이유식을 먹일 때는 너무 진한 맛을 피하고 순한 맛의 음식을 준비하도록 해야 합니다. 아기의 식욕이 떨어지면 맛에 신경을 쓰다가 너무 진한 맛이 되어 완전히 식욕을 잃게 되는 수가 있습니다. 식욕부진의 원인으로 이 같은 맛 이외에 다른 것이 있을 수 있으므로 이를 확인해 보아야 합니다.

천사의 미소

아직 목도 제대로 가누지 못하는 아기가 미소 짓는 일이 있습니다. 「천사의 미소」라고도 하지만 발육 면에서 매우 중요한 일입니다. 기분 좋은 감각으로 입 아래가 이완되면서 미소가 되는데 심미적으로 좋다는 감각이 뇌에 전해져 입 아래의 근육이 반사적으로 느슨해지는 상태입니다(그림 2-12). 즉, 자극에 대한 표정의 표현으로 감정이나 정서가 형성되는 과정입니다. 그러므로 생후 3개월이 되어도 「천사의 미소」를 볼 수 없을 때에는 주의하여 관찰하고 적극적으로 웃도록 유도해 보아야 합니다. 반응이 나타날 때 엄마로서의 기쁨을 갖게 되리라 봅니다. 만일 아무런 표정도 보이지 않을 때에는 전문의와 육아상담을 하는 것이 바람직합니다.

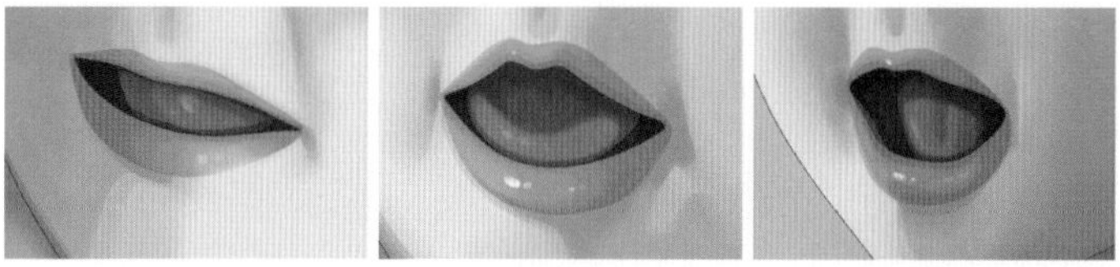

그림 2-12. 시기에 따른 아기의 미소; 천사의 미소

아기의 발성에서 옹알이까지

아기의 발성은 산성(産聲)으로부터 시작됩니다. 갓 태어난 아기의 발성은 소리쳐 우는 것 뿐이지만 순간적으로 숨을 많이 들이켰다가 조금씩 내보내면서 가능한 한 장시간 울 수 있는 것이 바로 이야기 하는 행위의 기초가 됩니다(그림 2-13).

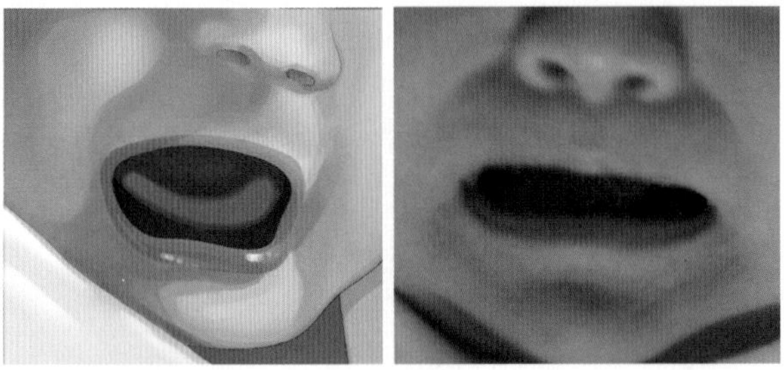

그림 2-13. 출생 시와 16일 경과 후 아기의 우는 모습

생후 1개월이 지나면 울음소리에 강약이 붙고 리듬감이 생기게 됩니다. 잠이 깨어 있는 시간이 길어지면서 우는 일 이외에 「아-, 우-」 등의 소리를 내기 시작합니다. 2개월 정도 지나면 아기는 입술이나 혀로 「부-」 또는 「푸-」 등의 파열음을 낼 수 있게 되어 「아푸푸」 등의 옹알이가 시작됩니다. 더욱이 자신이 낸 소리를 듣고 다시 소리를 내는 놀이를 반복하며 자신의 소리를 인식하게 됩니다. 만약에 소리에 관심을 보이지 않거나 소리를 내며 노는 일이 극히 적다든지, 소리를 내어도 그 빈도가 점점 적어지는 경우에는 청각에 문제가 있을 수도 있습니다.
이제부터 "듣기"는 말을 기억해가는 과정의 중요한 조건의 하나이므로, 걱정이 되는 경우에는 즉시 전문의와 상담하도록 합니다.

상순소대와 설소대를 아시나요?

상순소대(그림 2-14)와 설소대(그림 2-15)는 넘어져서 입술을 부딪치거나 장난감을 입에 넣고 놀다가 상처를 입기 쉬우며 출혈이 되기도 쉽습니다. 상순소대는 칫솔질 시 쉽게 손상받기도 합니다.
상악의 유전치가 영구치로 바뀌면서 상순소대의 위치가 변하기도 합니다. 치아배열에 문제가 있거나, 윗입술(상순)의 움직임이 충분하지 않을 때 상순소대를 잘라 줄 수도 있지만(그림 2-16) 치아가 나온 후에 판단해도 늦지 않습니다. 설소대가 짧아서 혀가 잘 움직이지 않아서 발음이 완전히 되지 않는 경우 설소대성형술(그림 2-17)을 시행하여 혀를 길게 해 줄 수 있습니다. 전에 영어 발음을 잘하게 하려고 설소대성혈술을 하던 때가 있었습니다. 원래의 뜻에 어긋나는 일이었습니다.

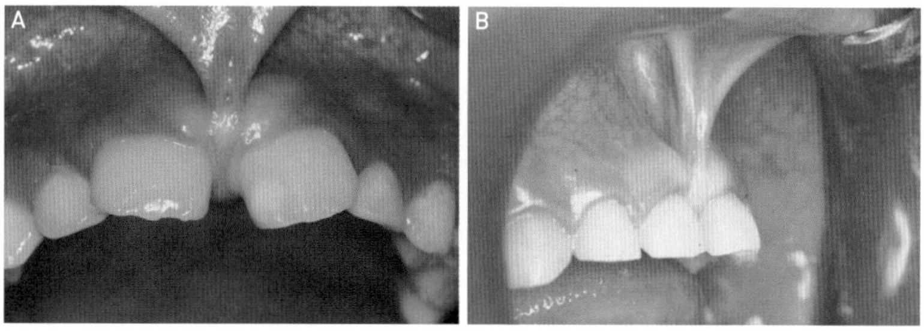

그림 2-14. 상순소대. A. 정면 B. 측면

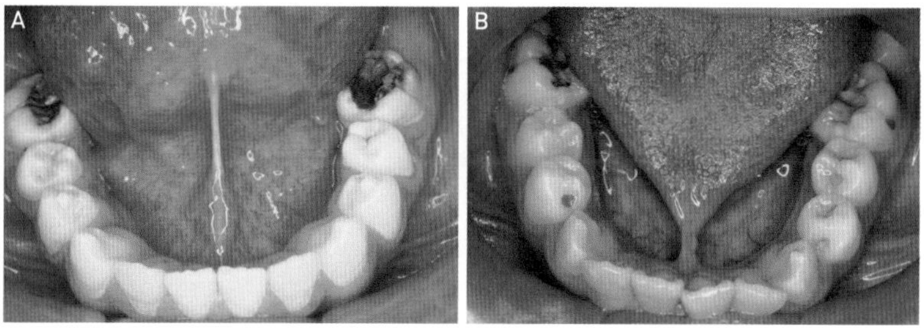

그림 2-15. 설소대. A. 정상 설소대 B. 짧은 설소대

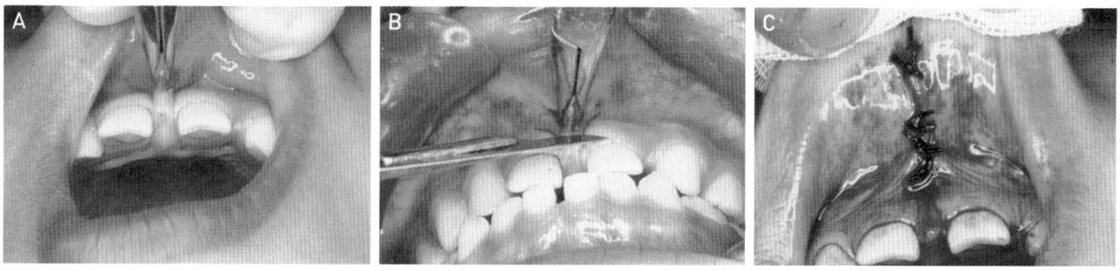

그림 2-16. 상순소대성형술

상순소대성형술은 여러 가지 방법이 있지만 지혈겸자를 이용한 방법으로, A. 상순소대를 기저부까지 지혈겸자로 잡은 후, B. 지혈겸자의 상방과 하방에서 절개하여 쐐기모양으로 상순소대를 절제합니다. C. 이후 절개면을 따라 봉합하면 상순의 움직임이 커집니다.

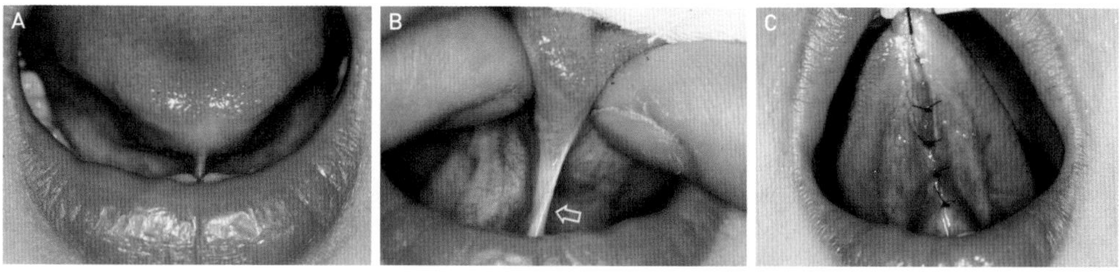

그림 2-17. 설소대성형술

A. 짧은 설소대로 인해 혀가 거의 움직이지 않습니다. B. 혀를 당기면 짧은 설소대의 국소적인 빈혈현상을 볼 수 있습니다. C. 설소대를 다이아몬드형으로 절개 후 봉합한 모습으로 혀끝이 전치부에 닿을 정도로 움직임이 커졌습니다.

3

7개월부터
12개월까지

01 치아의 발생

치아가 나오기 전에 계속하여 입으로 물건을 물거나 빨려고 하는 행동이 많아집니다.

① 치아가 나는 방법의 특징

처음에 아래, 위턱의 2개의 전치가 조금 벌어져서 비뚤어져 나오는 경우가 있는데 잘못된 것은 아닙니다.

● 치아가 나올 때 아플 수 있습니다.

때로 치아주위의 잇몸(치은)이 빨갛게 되면서 아파지거나, 만지는 것도 싫어하는 경우가 있는데, 이것을 '맹출성 치은염'이라 하며 치아가 잇몸을 뚫고 나올 때의 일시적인 증상입니다.

● 치아가 나오는 시기에 차이가 있을 수 있습니다.

처음 나오는 치아는 아래턱의 전치로서 보통 남자는 6개월, 여자는 7개월 후 나오지만 이것은 어디까지나 평균으로서 개인차가 많습니다. 때로 12개월이 경과된 후 처음으로 치아가 나오기 시작하는 경우도 있습니다.

● 치아가 나오는 시기의 침(타액)의 분비에 변화가 있습니다.

치아가 나오면서 동시에 침의 분비가 많아질 수 있습니다. 이것도 일시적인 염증에 따른 것으로 걱정할 필요는 없습니다.

● 일년이 지나도 치아가 나오지 않은 경우가 있습니다.

치과에서 X-선 사진을 찍어서 치아가 어떻게 되어 있는지 확인하는 것이 좋겠습니다. 즉, 앞으로 나올 치아의 치배가 있는지 없는지, 또는 치배가 있다면 이 위에 치조골이 얼마나 두꺼운지를 검사하여 상태에 따라서 치료할 수 있습니다.

02 칫솔질을 시작하는 시기

● 칫솔질이 필요하지만 무리하게 하지는 마세요.

생후 6개월쯤 되었을 때 유치가 나기 시작하면 칫솔질이 필요합니다. 1세 이하의 아기에게 제대로 칫솔질을 하는 일이 어렵기 때문에 아기가 싫어할 때 억지로 무리하게 닦지 않는 것이 좋습니다. 이 시기에는 칫솔질을 장난하듯이 하는 것도 괜찮습니다.
이 시기에는 칫솔질이 하나의 일상생활 습관이 되도록 만들어 주는 것이 좋습니다. 아기가 무엇이든지 입 안에 넣으려고 하는 시기부터 칫솔을 쥐어 줍니다.

● 칫솔질 해줄 때 생각해야 할 점이 많습니다.

1. 아기의 기분이 좋을 때 또는 졸리지 않을 때를 골라서 닦아줍니다.
2. 엄마의 무릎 위에 눕히고 닦아 주세요. 그래야 아기의 입안이 잘 보입니다.
3. 즐겁고 상냥하게 살살 치아의 면을 비비는 것처럼 닦아 줍니다. 여유를 가지고 흥얼흥얼 노래를 불러 주어도 좋습니다.
4. 칫솔은 작은 것이 좋습니다.
5. 치약은 묻히지 않고 칫솔질 해 주세요. 치약은 세제가 아닙니다. 치아를 닦을 때는 문질러서 닦아 줄 수 있습니다.
6. 엄마의 기분이 안정되어 있을 때에 해 주세요. 아기와의 스킨십 할 때와 마찬가지로 친근감을 가져야 합니다.

03 아기의 입 장난

● 입의 감각은 매우 민감합니다.

입의 감각은 매우 민감하여 어떤 물건의 단단함, 크기, 형태, 맛, 붙잡는 방법 및 가해진 힘의 정도 등을 뇌가 판별하여 학습하는 시기이므로 충분히 놀도록 해 주세요. 이러한 입 장난이 손바닥과 손끝의 감각 발달과 이어져서 세심한 감각과 운동의 기본을 만듭니다.

● 손으로 쥐고 먹는 것은 먹는 의욕을 높입니다.

음식의 모양과 감촉이 다양하므로 그 음식을 눈으로 확인하여 자신이 손으로 잡고, 손과 손가락이 그 감촉을 느끼고, 그것을 입으로 가져가 같은 감촉을 입이 느낌으로서 뇌는 양쪽의 감각을 하나로 정리합니다. 손으로 쥐고 먹는 것도 중요한 놀이의 하나이므로 즐겁게 할 수 있도록 합니다.

● 손바닥으로 잡다가 손가락으로 잡기까지

손바닥으로 음식을 잡던 이유기인 7, 8개월이 지나서 10개월 정도 되면 손끝으로 잡을 수 있게 됩니다(그림 3-1).

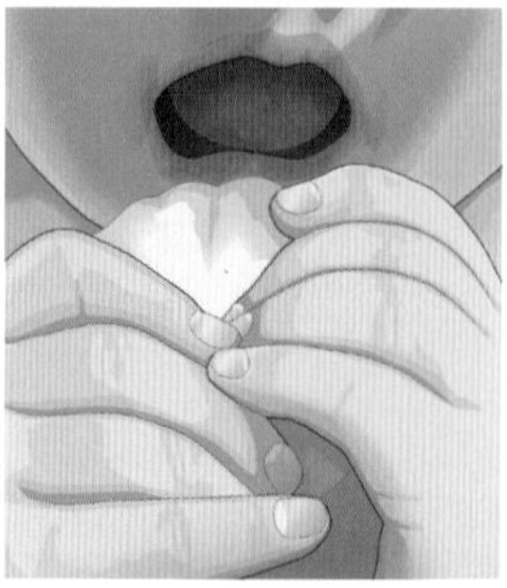

그림 3-1. 이 시기에 손가락으로 빵을 잡고 먹으려는 모습

그리고 물건을 입으로 가져가 핥기, 깨물기, 빨기, 떨어뜨리기, 던지기 등을 반복하는데 이것 모두 감각과 운동능력의 발달에 도움을 줍니다.

입술과 손가락으로「잡는」감각이 익숙하게 되면 음식을 잡던 손가락이 입 근처에 왔을 때 입술이 음식을 정확하게 물기 때문에 손가락이 입속까지 들어가지 않게 됩니다(그림 3-2).

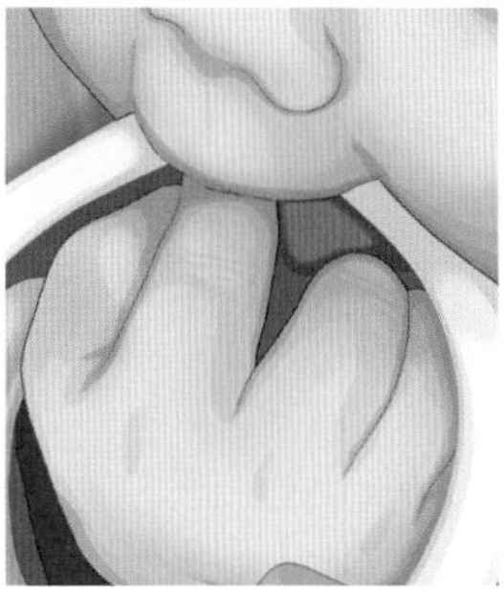

그림 3-2. 출생 4개월에 장난감과 손가락을 함께 넣고 있습니다.

04 이유식의 진행방법

● 이유식을 주는 목적을 생각해 봅니다.

① 모유나 우유 이외의 음식을 입에 넣어 감각을 알도록 해줍니다.

② 입 밖에서 안으로 들어가는 음식의 먹는 방법을 알도록 해줍니다.

③ 음식을 먹을 때 입술이나 혀, 아래턱을 움직이는 감각을 느끼며 익히도록 해줍니다.

④ 먹는 일의 즐거움이나 음식에 대한 흥미를 느끼게 해줍니다.

⑤ 균형 잡힌 영양을 섭취할 수 있도록 해줍니다.

⑥ 입이나 턱의 움직임이 숙달되도록 해줍니다.

● 진행 순서는 3단계로 나눌 수 있습니다.

① 초기 : 우선 「얌」하고 먹도록 합니다.
  • 시기적으로 4~5개월부터 여유를 가지고 시작합니다.
  • 숟가락은 입 크기의 2/3 정도를 사용하는 것이 좋습니다.
  • 먹일 때 아기의 입에 직접 음식을 넣어주는 것이 아니라 자신의 입술로 「얌」하고 스스로 먹을 수 있게 하여야 합니다.
  • 요리할 때 간(양념)은 하지 않으며, 간을 한다고 해도 아주 옅게 하는 것이 좋습니다.

② 중기 : 「얌」의 단계가 지나서 「우물우물」먹는 단계입니다.
  • 먹는 시기는 7~8개월경으로 입술을 다물고 「우물우물」 먹게 됩니다.

- 요리 시 음식의 종류를 늘려서 조금씩 형태가 있는 것으로 보충합니다. 어른과 같은 음식을 무리하게 주면 씹지 않고 삼키는 경우가 있으며, 이 같은 일이 반복되면 그냥 삼키는 일에 익숙해져 버릴 수 있습니다.

③ 후기 : 「씹기」와 비슷한 턱의 움직임을 보입니다.

- 이제는 손으로 잡고 부서뜨리며 먹는 방법을 알게 됩니다.
- 컵을 사용하면서 흘리면서도 마시는 방법을 익히게 됩니다.
- 형태가 있는 음식이더라도 부드럽다면 어른과 같이 턱을 움직이며 음식을 먹을 수 있게 됩니다.

05 입을 다쳤을 때

이 시기에 장난감을 물고 넘어지거나 하여 입을 다치는 경우가 많습니다. 입에서 피가 나는 것을 보고 너무 당황하지 마시고 마음을 가라앉히고 우선 어떻게 되어 있는지 확인합니다.

● 출혈이 되고 있을 때 가장 좋은 방법은 누르는 것(압박)입니다.

출혈이 될 때 이것을 멈추게 하는 가장 좋은 방법은 손가락이나 거즈 등을 대고 눌러서 피를 멈추게 하는 것입니다. 보통 조금 누르고 있으면 대부분 멈춥니다. 출혈이 조금 되어도 입안의 상처는 침과 섞여서 많아 보입니다.

● 아래와 같은 경우에는 즉시 치과의원으로 가셔야 합니다.

① 압박하여도 피가 멈추지 않을 때

② 치아가 흔들릴 때

③ 출혈이 적어도 치아가 어느 정도 빠져 있거나, 뒤틀려 있거나, 잇몸 속에 들어가 있을 때

④ 치아가 완전히 빠졌을 때

⑤ 압박을 가할 때 아기의 턱이 약하므로 주의해야 합니다. 턱이 골절되는 경우도 있습니다(그림 3-3).

⑥ 물론 이외의 경우라도 확인을 위하여 치과의원에서 검사받는 것이 좋겠습니다.

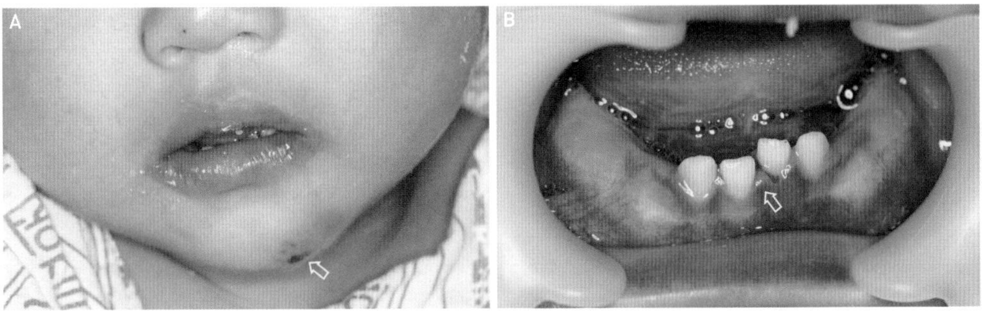

그림 3-3. 11개월 된 어린이(A)가 넘어져 아래턱이 골절되고, 골절선 주위 치아들이 아탈구(B) 되었습니다. 아탈구란 치아가 조금 빠져서 흔들리는 상태를 말합니다.

● 치아가 빠졌어도 포기할 필요는 없습니다.

원래처럼 치아를 다시 심어줄 수도 있습니다.

1. 치아의 뿌리를 잡지 말고 치관(머리부위)을 잡습니다.
2. 수돗물에 더러운 것만 씻어내고 우유에 담급니다(그림 3-4). 우유에 넣어 오거나, 물에 얼음을 넣어 차게 하여 가져오면 치근막의 손상을 최소로 할 수 있습니다. 우유는 pH와 삼투압이 체액과 비슷하고 단백질과 같은 영양소가 있어서 가장 좋은 용액입니다.
3. 치아를 건조하지 않게 유지하는 것이 중요합니다.

또는 우유를 구하기 어려운 경우 치아를 씻은 후 입안에 넣어 오기도 합니다.

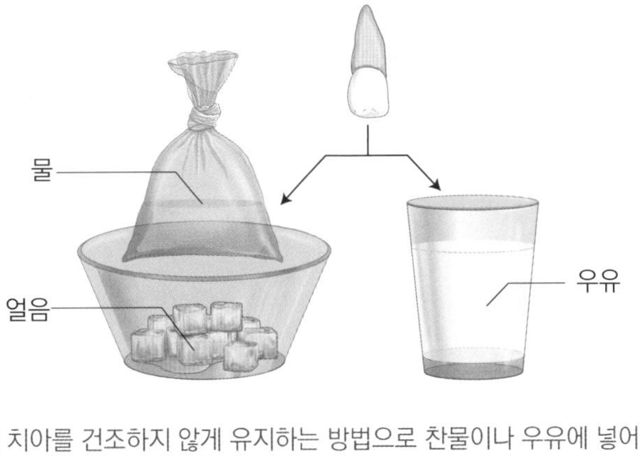

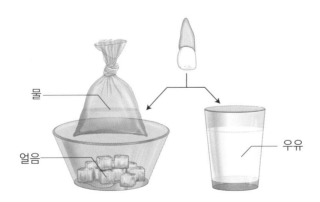

그림 3-4. 빠진 치아를 건조하지 않게 유지하는 방법으로 찬물이나 우유에 넣어 보관합니다.

06 치은(잇몸)에서 피가 날 수 있습니다.

치은염이 원인이 되어 갑자기 3~4일 동안 고열이 나고, 치아주위의 치은으로부터 피가 나는 경우가 있습니다. 체력이 약화되어 입안의 세균이 증식했기 때문입니다. 급성 발진이나 헤르페스 바이러스에 감염되었을 때 나타납니다.

● 집에서 치료할 수 있는 방법

1. 아직 입가심을 못하고 삼키는 경우가 많으므로 구강세척제를 미지근한 물에 섞어서 탈지면에 적셔서 하루에 몇 회라도 필요한 만큼 살살 닦아주세요.
2. 칫솔은 어느 기간 동안 중지하시고, 치과의원에서 소독을 하시는 것이 좋겠습니다.

07 입안의 세균

● 입안은 세균의 소굴입니다.

바로 태어난 아기의 입안은 깨끗하지만 조금씩 세균이 자라기 시작합니다. 세균은 상호 균형을 유지하면서 증식되어 양이나 종류가 안정되지만, 아기의 입안의 세균은 아직 안정되어 있지 않아서 이론적으로 조그만 자극으로도 균형이 깨져 곰팡이가 생길 수도 있지만 실제로 잘 생기지는 않습니다.

● 입안에는 700종 이상의 세균이 살고 있다고 합니다.

입안에 항상 살고 있는 세균을 상주균이라고 합니다. 상주균에는 대장균, 유산간균, 충치의 원인인 뮤탄스균, 스피로헤타 등 여러 가지가 있습니다. 이러한 세균들은 치아가 나오면 치아에 묻은 찌꺼기를 영양분으로 치아와 치아사이 또는 치아와 치은사이의 경계부근에서 자라기 시작합니다.

● 아래와 같은 경우 세균은 더욱 증식됩니다.

① 불결한 경우로서 음식의 찌꺼기나 당분은 세균번식의 최적의 조건이 됩니다.

② 열이 날 경우로서 어떤 원인으로 체온이 올라갈 때 입안의 온도도 높아져서 어느 때와 비교하여 상상할 수 없을 정도로 세균이 증식됩니다.

● 세균의 증식을 막기 위한 가장 간단한 방법입니다.

① 청결이 중요합니다. 칫솔질, 입가심을 습관화해야 합니다. 입안이 불결해지면 갑자기 증식하는 뮤탄스균이 충치의 원인이며, 치은염의 원인이기도 합니다.

② 정해진 시간에 식사하며, 역시 식사 후 입안을 청결히 하는 것이 바람직합니다.

08 유산균음료와 충치

● 많이 마시면 충치의 원인이 됩니다.

유산균 음료를 위장이 약한 어린이에게 유산균의 보급을 위하여 마시게 하지만 유산균 음료는 약 1%의 유산과 다량의 당분을 포함한 음료수의 한 종류입니다. 어떤 것에도 정도가 있습니다. 건강음료라는 생각 때문에 "주스 마시는 것보다는 좋겠지."라는 생각을 가지고 일상적으로 마시는 경우가 있지만 자주 많이 마시게 되면 충치의 원인이 될 수 있습니다. 몸에 좋다고 하여 마시게 하여도 습관적으로 마셔서 충치가 생기게 된다면 바람직하지 않습니다. 지나친 음료는 주의를 요합니다.

옹알이로부터 말의 시작까지

생후 6개월 정도가 되면 입술이나 혀를 능숙하게 사용하게 되고 말을 하는 기관(발음기관)의 움직임이 유연하게 됩니다. 모음뿐 아니라 「프 프 프···」 「마 마 마···」 를 되풀이하기도 하고 「엄마」와 비슷한 발음으로 두 가지 음을 합하여 옹알이를 시작합니다. 소리를 낼 때 얼굴의 표정이나 손발의 움직임도 동시에 일어나므로 보기만 해도 매우 귀엽습니다.

또한, 이 정도가 되면 아기 자신이 소리를 낼 때 상냥한 웃음을 띤 얼굴로 똑같은 소리를 내거나, 뺨을 맞대고 비벼주는 사람이 있다는 것을 알게 됩니다. 같이 놀아줄 사람이 있다는 것을 알아차리고 지금까지는 혼자 놀 때의 옹알이가 이제는 놀아줄 상대를 구하기 위하여 소리를 내게 됩니다. 이 때문에 이 시기의 옹알이를 특히 「사회적 옹알이」 또는 「vocal play」라고 합니다. 10개월 정도 되면 「말을 이해하는 능력」이 생기기 시작합니다. 예를 들어, 배가 고파서 울고 있을 때 「배가 고팠었구나. 맘마 먹자」라는 말과 함께 어머니가 맛있는 우유나 음식을 주는 것을 반복하는 사이에 「맘마」라는 소리의 「울림」과 「맛있는 것」이라는 느낌이 합쳐져서 「맘마」의 의미를 이해하게 됩니다. 이렇게 어머니의 매일 매일의 보살핌으로 아기의 말하는 능력이 키워져서 언젠가 드디어 「우리 아기가 처음으로 말을 했어요」라는 기쁨의 날을 맞이하게 됩니다.

4

1세부터
1세 반까지

01 유치의 맹출과 교합

● 유치의 맹출

① 순서

유치는 아래의 가운데 2개 치아(유중절치)부터 나기 시작 합니다. 계속해서 위의 가운데 2개(유중절치), 그 양옆에 2개 치아(유측절치)의 순서로 나와서 마지막에 위의 맨 뒤에 있는 치아(제2유구치)가 나는 것이 보통이지만 꼭 그렇지 않더라도 큰 문제는 없습니다.

② 시기

처음에 나오는 아래의 유중절치는 생후 6~7개월 경이며, 마지막으로 위의 제2유구치가 2세 5~6개월 경에 나오는 것이 평균적입니다(표 1, 그림 4). 개인차가 있으므로 몇 개월 늦게 나와도 걱정할 필요는 없습니다.

치아는 턱 속에서 만들어지는데 먼저 치관(치아의 머리부분)이 만들어지고 다음에 치근(뿌리)이 만들어지고 다음에 뿌리가 만들어지기 시작하면 입안으로 나와서 씹는 높이(교합면)까지 조금씩 나오기 시작합니다.

● 유치가 나오지 않았다면

생후 1년이 지나도 나오지 않는 경우가 있습니다. 여러 원인이 있지만 태어날 때부터 치아가 없거나, 유합치 또는 유착치와 같이 아래의 가운데 치아와 2번째 치아가 하나로 붙어서 나오는 경우에 2번째 치아가 나오는 시기에 맞추어 늦게 나오는 경우가 있습니다(그림 4-1).

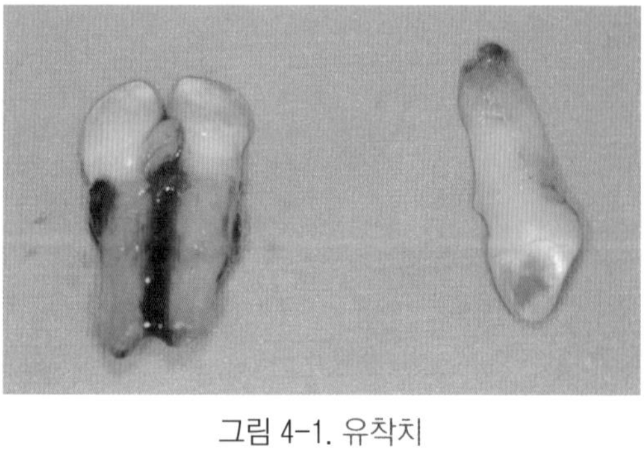

그림 4-1. 유착치

● 교합이 반대로 되었다면 반대교합이라고 합니다.

정상적인 교합은 위턱의 치아가 아래턱 치아를 덮게 되어 있는데, 이 시기는 아직 제1유구치가 나오지 않았거나 나왔어도 아직 확실하게 맞물리지 않은 것이 일반적이어서 교합이 매우 불안정하므로 하악이 어느 정도 앞으로 나오는 것이 꼭 잘못된 것은 아닙니다(그림 4-2).

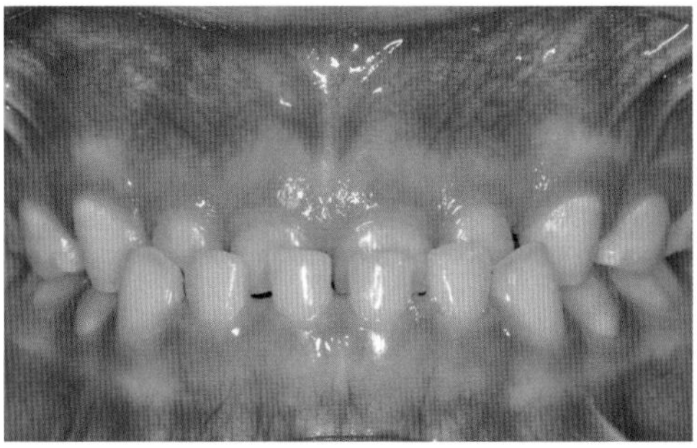

그림 4-2. 어린이의 반대교합

02 치아와 치아사이의 간격

유치의 치아배열에서 치아와 치아사이의 간격이 있는 것은 정상입니다.

● 왜 간격이 있을까요?

유치는 아기 때 사용할 수 있도록 작은 턱에 알맞도록 치아도 작습니다. 성장과 함께 턱은 커지지만 치아는 커지지 않으므로 간격이 생기는 것입니다. 이후 성장한 턱에 맞는 큰 영구치가 나오게 되어 간격이 없어집니다.

● 간격이 없는 경우(그림 4-3)도 있습니다.

간격이 완전히 없으면 앞으로 영구치가 모두 나올 수 있는 공간이 모자라서 치아배열이 나란히 되지 않을 수 있습니다(부정교합). 하지만 간격이 있다고 해서 반드시 잘 정돈된 치아배열 상태를 얻을 수 있다는 보장은 없습니다. 이 시기에 너무 신경을 쓸 필요는 없으나 계속적으로 관찰할 필요가 있습니다.

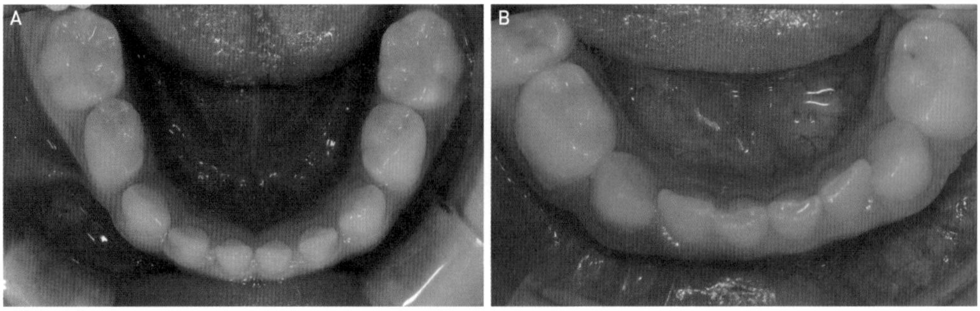

그림 4-3. 어린이의 치아배열
A. 치아사이에 간격이 있는 경우. B. 치아사이에 간격이 없는 경우

03 치아가 모자라요!

당황하지 마세요. 많은 경우 치아의 맹출 순서가 다르거나, 맹출이 늦는 경우도 있습니다. 치과의원에서 X-선 사진을 찍어 보면 금방 알 수 있습니다.
치아가 모자라도 이 시기에는 큰 장애는 없으므로 걱정하지 말고 정기적인 검사를 받으면서 계속 관찰이 필요하며, 영구치가 나올 때 다시 검사받아 보는 것이 좋겠습니다.

04 우유병 충치

● 우유병 충치란 무엇인가요?

아이를 잠들게 하기 위하여 우유나 유산균 음료를 넣은 우유병을 매일 밤 먹이면 상악 전치를 중심으로 심한 다발성 충치가 생기게 됩니다(그림 4-4). 이것을 우유병 충치라고 합니다.

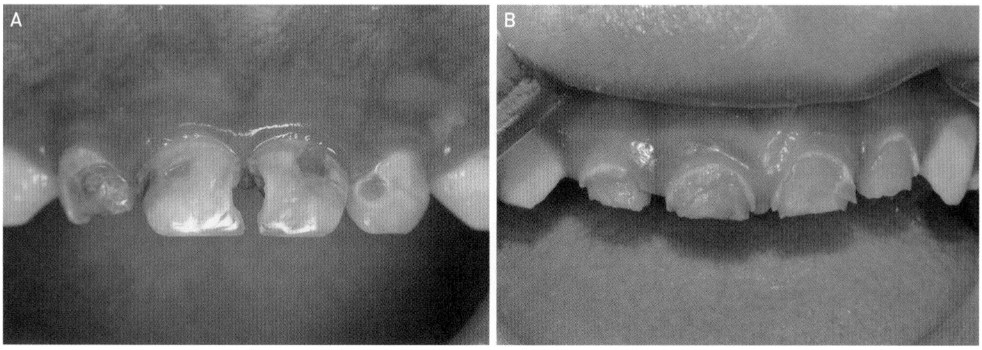

그림 4-4. 상악 전치부의 다발성 우유병 충치

● 임상증상

처음에는 깨끗했던 상악 전치의 표면이 조금씩 갈색으로 변하게 됩니다. 이때는 벌써 그 치아의 뒷면은 충치가 많이 진행되어 있는 것입니다. 그대로 우유병을 계속 사용하면 수 일 내로 치아를 둘러싸며 충치가 커져서 아파올 때는 신경까지 파급되어 중증이 된 것입니다.

● 설탕이 주 원인입니다.

대한치과의사협회에서 사회단체와 함께 설탕 덜 먹기 운동을 펼치고 있습니다만 각종 설탕이 포함된 우유, 유산균 음료나 소프트 드링크 속의 다량의 설탕이 주 원인입니다. 자면서 계속 물고 있게 되어 맹출된 지 얼마 안 된 미성숙 치아 주위에 설탕이 쌓이게 되고, 잘 때는 타액도 그렇게 많이 나오지 않기 때문에 치아가 설탕에 묻히게 되어 버리는 것입니다. 우유병뿐 만 아니라 자면서 모유를 먹어도 같은 이유로 충치가 생깁니다.

● 집에서 해야 할 일

1. 자면서 먹이거나 울면 먹이는 습관을 고쳐서 빨리 중단하는 것이 좋습니다.
2. 잠들기 전에 입안을 깨끗하게 닦아주는 것이 좋습니다.
3. 충치라고 생각되면 즉시 치과의원에서 치료받아야 합니다. 아기의 충치는 짧은 시간 내 커지기 때문입니다.

05 입안의 상처, 치아의 손상

● 입술이나 치은에 상처가 났을 때

걷기 시작하는 아기는 얼굴부터 넘어지거나 물건을 물고 넘어지거나 해서 입안 깊숙이 또는 입술이나 혀 등에 상처가 생기는 경우가 많습니다(그림 4-5). 아래의 증례는 1세 어린이의 증례는 아니지만 참고로 보여드립니다. 입술이나 치은에서 피가 나오면 타액과 섞여서 실제 이상의 심한 상처가 있는 것처럼 보이기도 합니다.

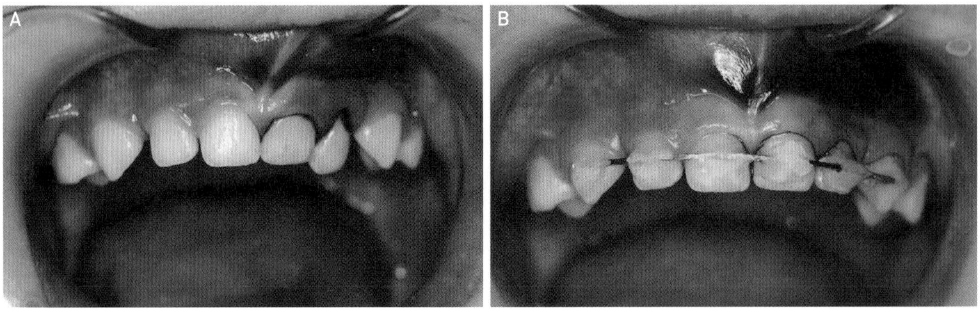

그림 4-5. 어린이가 넘어져지면서 다쳐서 보이는 치은연의 출혈(A)과 치아가 아탈구되어 고정한 모습(B)

● 집에서의 주의사항

1. 우선은 깨끗한 탈지면이나 거즈 또는 휴지 등으로 상처를 눌러 피가 멈출 때까지 상태를 보아주세요.
2. 입안의 상처는 나아갈 때 흰 막으로 덮여 있으나, 이때는 아직 자극에 약하여 출혈되기 쉬우므로 손으로 만지지 않도록 주의해야 합니다.
3. 입술의 붓기가 가라앉으려면 수 일이 걸립니다.

● 치아에 손상이 있을 때

치아를 흔들거리거나, 파절되었거나, 빠졌을 때(그림 4-6)는 될 수 있는 한 빨리 치과의원으로 가야합니다

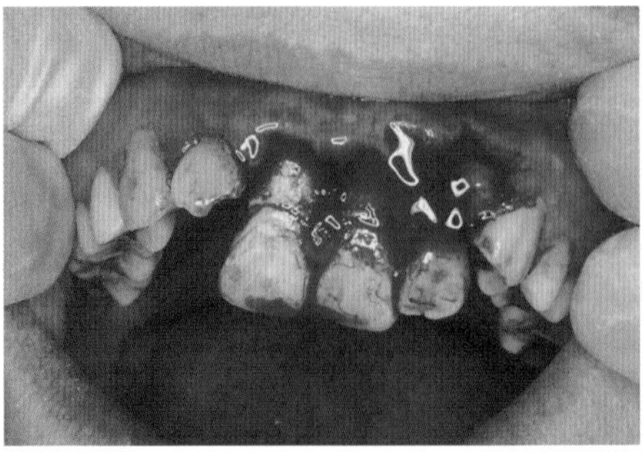

그림 4-6. 치아의 외상으로 인한 치아의 완전탈구

① 치아가 흔들거리는 경우

흔들흔들 움직이거나 넘어져 있으면 우선 원래 위치에 갖다 놓고 고정시켜야 합니다. 치근이 파절된 경우도 있으므로 정밀검사를 받아야 합니다.

② 치아가 파절된 경우

이 시기에 치아가 파절되는 경우는 많지 않습니다만 파절 가능성도 있으므로 이해를 돕기 위하여 영구치가 파절된 경우를 보여드리겠습니다. 파절된 부위가 작으면 원래 모양대로 치료가 가능하지만 신경이 있는 부위까지 파절되었으면 세균감염으로 염증이 생길 수 있으므로 즉시 치료를 받아야 합니다(그림 4-7).

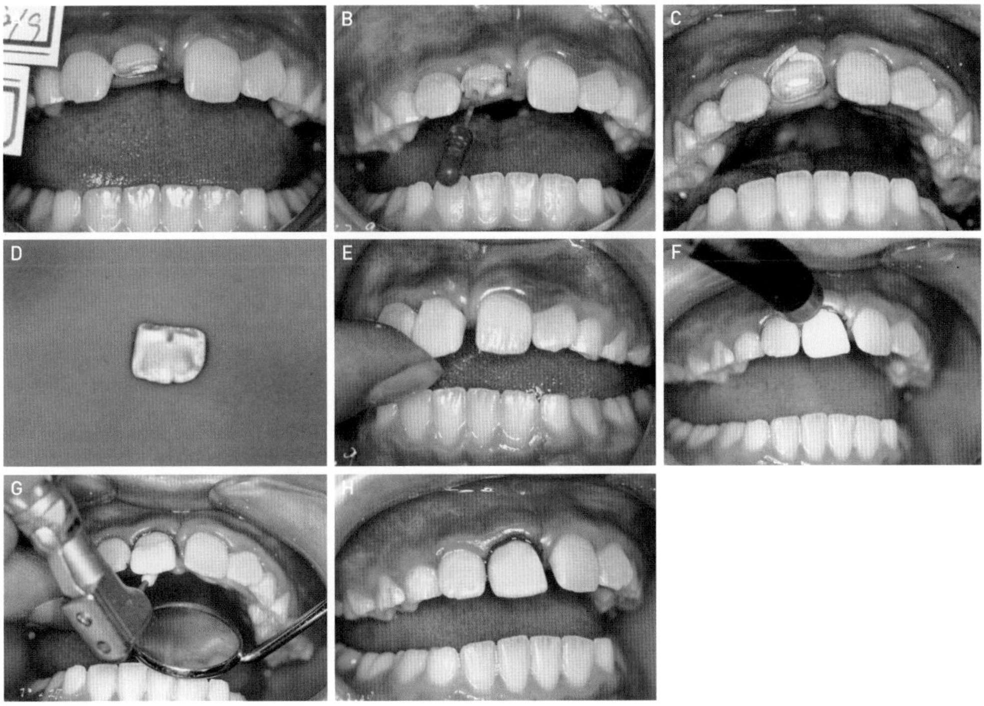

그림 4-7. 파절된 치아의 치료과정
A. 치관이 파절된 치아 B,C. 근관치료를 하고 D. 인공 치관을 제작하여
E, F, G. 부러진 치아 파절면에 접착시키는 사진입니다. H. 치료가 끝난 모습입니다.

③ 치아가 빠졌을 경우

치아가 빠졌더라도 단시간 내에 잘 간수하여 치과의사에게 가져왔을 때 원래대로 심어줄 수 있습니다(그림 4-8). 즉 빠진 치아의 뿌리를 만지지 말고 청결하게 조심스럽게 우유에 넣어 빨리 가져와야 합니다. 시간이 중요합니다. 결코 포기하지 마시기 바랍니다.

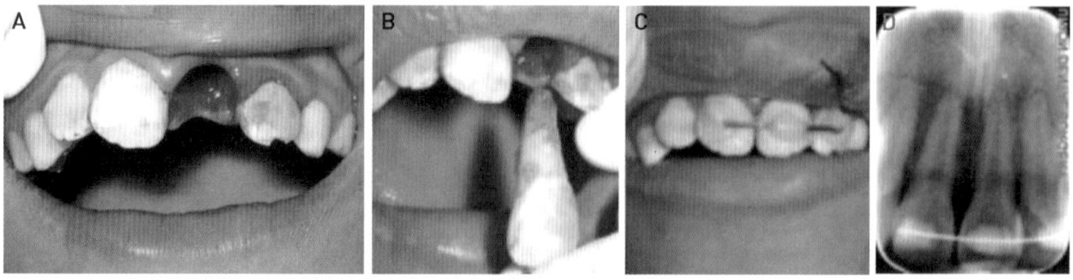

그림 4-8. 완전 탈구된 치아의 재식술

06 단유(斷乳)의 진행방법

● 단유의 목적

① 새로운 모자관계를 만들게 됩니다.
② 아기로부터 어린이로 자립을 하게 됩니다.
③ 성장에 필요한 에너지와 영양을 얻을 수 있습니다.

● 단유의 시기 및 방법

1세 정도 되어 걷기 시작할 때쯤이 단유의 시기입니다. 엄마와의 유대가 확실하게 되어 있으면 단유하기가 수월합니다.
이유식을 충분히 먹을 수 있게 하여 수유 이외의 모자 관계를 강하게 만들어 주고 단유하도록 합니다. 밤에만 수유하고 그 후로는 아버지가 재우는 방법도 효과적입니다. "이때다"라고 생각되면 확실하게 주지 말아야 합니다.

07 컵으로 마실 수 있는 시기가 되었습니다.

● 입술에 주목합니다.

컵으로 마시려면 입술의 기능이 중요합니다. 아래, 위 입술 사이에 컵을 끼우는 것처럼 대고 컵을 점점 기울려 줍니다. 혀 위에 컵이 놓이지 않도록 주의하세요. 처음에는 입술 위까지 음료수가 나오게 되어 우유 등의 경우 흘러나와서 흰 수염을 만들게 되기도 합니다(그림 4-9).

● 빨대의 사용법

빨대를 우유병의 젖꼭지처럼 빨게 하는 것은 잘못된 방법입니다. 빨대에 치아로 깨물어 문 자국이 생기는 것은 입안에 너무 많이 넣은 경우로 빨대의 끝이 하악 전치보다 속으로 들어가지 않도록 하는 것이 올바른 방법입니다(그림 4-10).

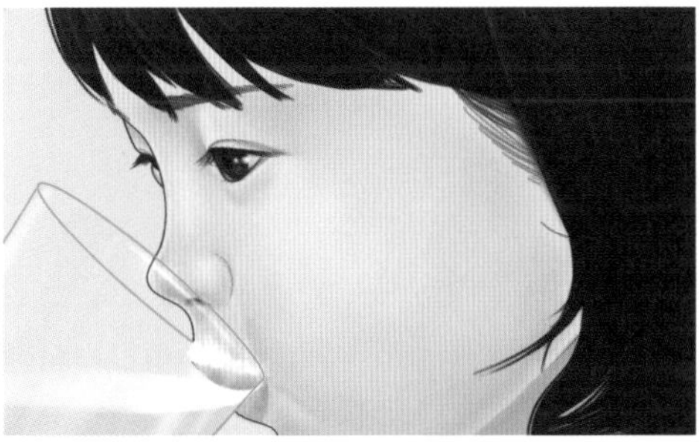

그림 4-9. 컵으로 우유를 마시는 모습

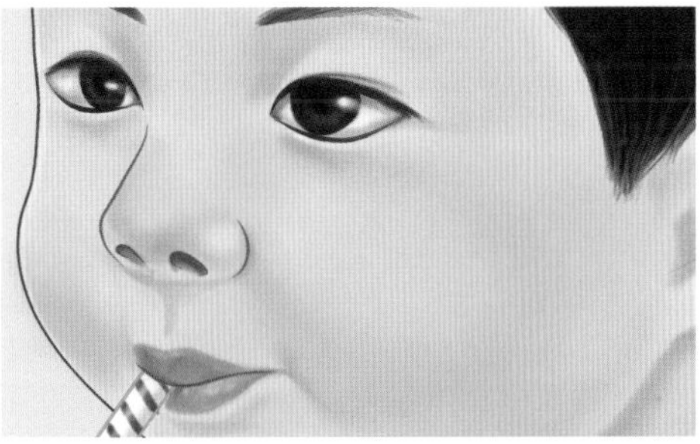

그림 4-10. 빨대로 우유를 마시는 모습

08 1년 6개월 때의 건강진단

아이의 신체 성장과 마음의 발달을 검사하여 문제가 있다면 신속히 대응하기 위하여 필요합니다.

● 모자수첩을 잘 이용해야 합니다.

모자수첩에 치아에 이상이 있는지를 기록해야 합니다. 충치뿐만 아니라 치아의 모양, 배열

상태, 치은의 상태, 교합 등의 내용을 기록하여야 합니다.

● 치과의사가 검사해야 하는 내용

1. 현재 맹출되어 있는 유치의 종류와 수
2. 충치의 상태와 치료의 필요성의 판단
3. 치아의 청결상태
4. 교합상태
5. 이외에 상담 또는 지도가 필요한 사항, 즉 치아가 아픈 적은 없는지, 치아는 어떻게 닦는지 등.

● 이 시기에 치과의사와 상담해야 할 내용

1. 칫솔질 방법
2. 충치 예방법
3. 치아배열과 교합 상태
4. 먹는 기능의 발달 정도
5. 치아의 맹출 과정의 이상 여부
6. 치아형태의 변형에 대하여
7. 우유병을 사용하지 않게 하는 방법
8. 얼굴 표정의 다양성에 대하여
9. 치은의 상태에 대하여

09 건강진단이 끝났으면

● 3세까지의 건강이 중요합니다.

1년 6개월 되었을 때 충치를 가지고 있는 비율이 낮더라도 3세가 되었을 때 많이 늘어납니다. 그러므로 1세 반에 충치가 없다고 해도 게을리 하지 말고 3세까지 충치가 생기지 않도록 잘 살펴주어야 합니다.

① 조금씩 단 과자나 주스를 먹는 습관이 몸에 익숙해지면서 치아에도 충치의 원인이 되는 세균이 갑자기 증가됩니다. 설탕이 많이 들어있는 음료수도 최소로 줄여야 합니다.

② 이제는 우유병을 사용하지 않는 것이 좋습니다.

● 충치가 없더라도 치과의원을 찾아주세요.

1세 반에서 2세 반까지가 충치예방에 중요한 시기입니다. 충치가 생겼을 때보다 생기기 전에 치과의원을 찾아주시면 충치예방을 위하여 여러 가지 방법으로 치료받을 수 있습니다. 치과방문은 생활화 하는 것이 중요합니다. 치과는 무서운 곳이 아니고 재미있는 곳이 되어야 합니다.

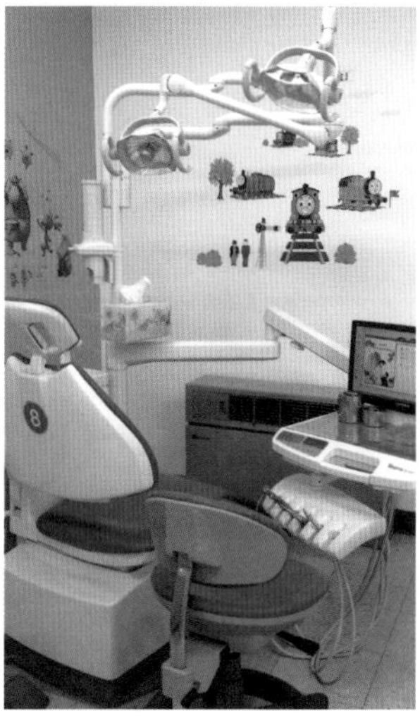

그림 4-9. 예쁜 치과, 재미있는 치과

● 충치가 생기기 쉬운 상태가 있는지요?

치과의원에서 입안의 산도를 검사할 수 있습니다. 산도가 높으면 치아의 부식이 쉽게 일어날 수 있으므로 식생활의 개선이나 칫솔질 지도 등을 자세히 받으실 수 있습니다.

● 충치가 발견되면

될 수 있는 한 빨리 치과의원을 방문하여 검사를 받도록 합니다. 근본적인 치료가 매우 어려운 나이이므로 할 수없이 일시적인 치료를 하는 경우도 있습니다. 그대로 놔두면 치아를 뽑게 되는 경우가 생길 수 있기 때문입니다.

말의 시작과 혼잣말

1세가 지날 때 쯤 많은 어린이들이 말하기 시작합니다. 이 시기의 말은 「엄마」「아빠」「할미」 등일 것입니다. 하나의 단어로 표현되고 있지만 내용적으로는 「엄마, 먹을 것 주세요」 등의 뜻을 가진 문장에 해당되며, 발음상으로 볼 때 자음 중에서도 가장 발음하기 쉬운 아래, 위 입술을 이용한 파열음이 많이 사용됩니다. 말하기 시작할 때는 셀 수 있을 정도의 단어이었지만 1세 정도 되면 30개 이상의 단어로 늘어납니다. 마치 책을 읽고 있는 것처럼 무언가 알 수 없는 것을 말하거나 엄마의 말을 그대로 따라하거나 합니다. 모두 이 시기의 말의 특징인데 2세 정도까지 계속되다가 자연히 없어집니다. 물론 요즘 더 빠른 어린이들도 많은 것 같습니다.

5

1세 반에서 2세까지

01 치아가 나오는 것이 늦습니다.

● 치아가 나오는데 개인차가 있습니다.

어린이에 따라 4~5개월의 차이가 있을 수 있습니다. 전신발육이 빠를수록 치아가 나오는 것도 빠르고, 발육이 느리면 치아도 천천히 나옵니다.

● 치아가 나오는 것이 느린 어린이

1. 저체중아(미숙아)
2. 출생 시의 이상으로 후유증이 있는 어린이
3. 출생 후에 심한 감염증에 걸렸던 어린이
4. 출생 후 심한 영양장애가 있었던 어린이

02 과잉치, 유합치, 원추형치 등과 같이 변형된 치아가 있는 경우

정상적으로 하얀 치아가 가지런히 나와 있는 경우와 달리 색깔이나 형태가 변하여 있거나 치아의 배열이 고르지 못하거나 치아의 수가 적거나 많은 경우가 있습니다. 원인은 출생 전에 치아의 발육시기에 어떤 영향이 있었기 때문으로 생각되고 있습니다.

● 치아 색깔의 변화

치아 형성 시 어머니나 어린이가 약물을 복용하였거나 신체적으로 질병을 앓았던 경우 나타날 수 있습니다(그림 5-1).

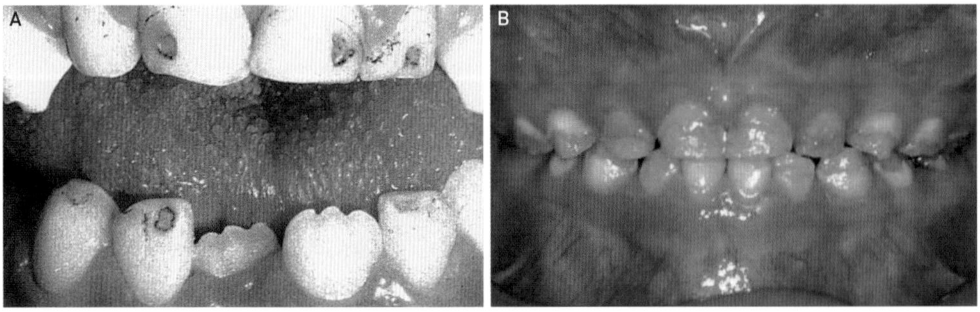

그림 5-1. 법랑질 형성부전증

● 과잉치

원래 치아 이외에 과잉으로 나온 치아로 상악 전치 부위에 많이 나타납니다(그림 5-2).

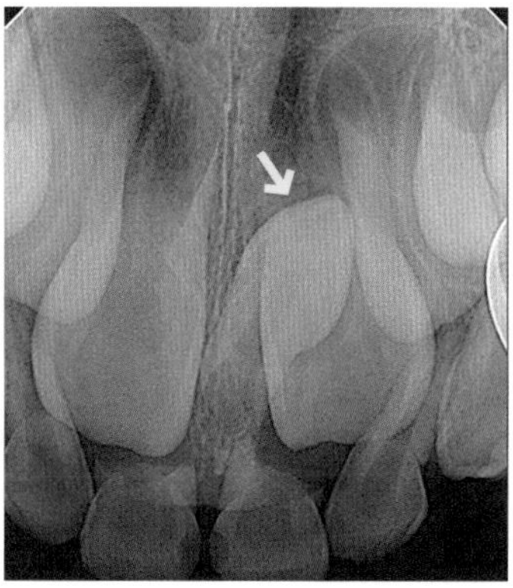

그림 5-2. 상악 전치부 과잉치

● 치아형태의 변화

① 유합치, 유착치 : 2개의 치아가 붙은 모양을 가진 치아(그림 5-3)

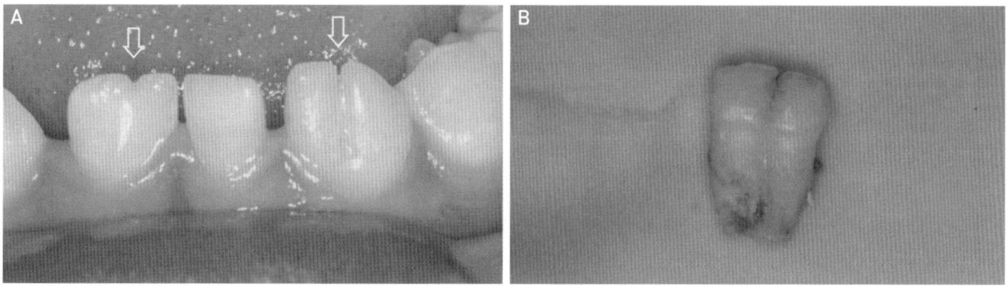

그림 5-3. 유합치

② 원추치 : 작고 원추상의 모양을 가진 치아(그림 5-4)

1.5세 아기의 사진은 아니지만 이런 경우를 말합니다.

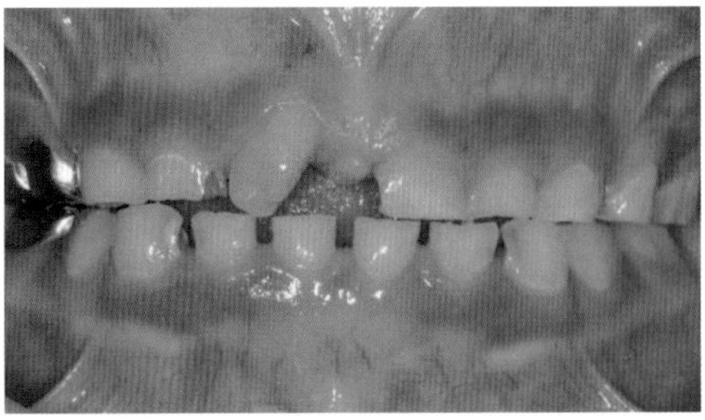

그림 5-4. 상악 중절치 사이의 원추치로서, 주로 과잉치입니다.

③ 결절이상 : 치아에 결절이 비정상적으로 많이 나와 있는 치아(그림 5-5)

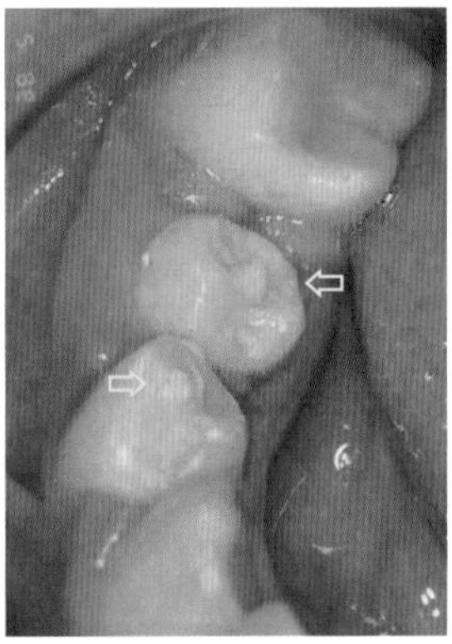

그림 5-5. 결절이상 치아 : 영구치 제 1, 2소구치에 제3의 결절이 있습니다.

④ 형성부전치 : 치아가 형성되는 시기에 열성 질환 등 어떤 이유로 장애를 받은 치아(그림 5-6)

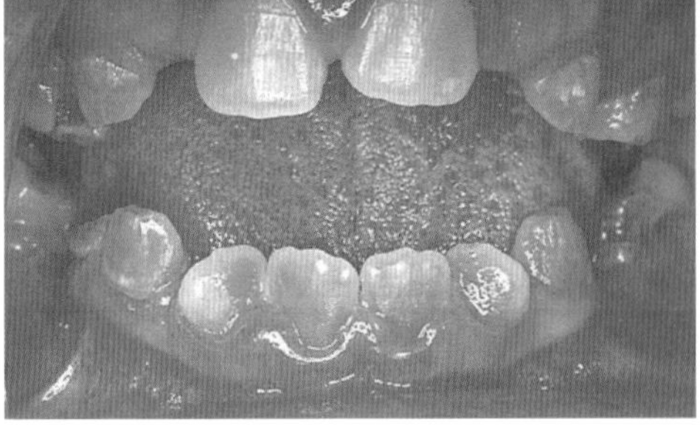

그림 5-6. 상아질형성부전치

이외에도 왜소치(작은 치아)나 특별히 큰 거대치 등이 있습니다(그림 5-7).

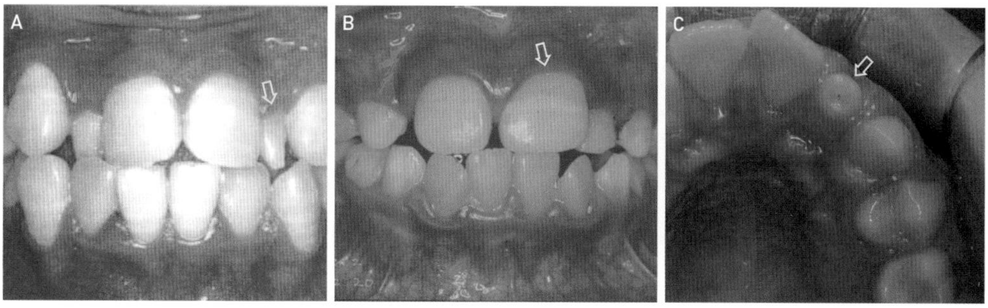

그림 5-7. A, C. 왜소치, B. 거대치

03 충치가 생겼다면

● 치료에 어려움이 있습니다만

1~2세 어린이의 충치 치료는 어려움이 있습니다. 어리기 때문에 진단이나 X-선 사진 촬영 자체가 어려울 뿐만 아니라 치아도 성숙되지 않았고 치근도 아직 완성되지 않은 상태이기 때문입니다. 그리고 무엇보다도 치료를 위하여 잠깐 동안이라도 입을 벌리고 있기 어렵기 때문입니다. 충치의 상태를 정확히 진단하고 안전하고 적절한 치료를 받게 하기위하여서는 소아치과를 전공한 치과의사를 찾기를 권합니다.

1~2세 어린이의 충치의 대부분은 상악 전치를 중심으로 한 우유병 충치로 생각됩니다. 충치의 정도에 따라 다음과 같은 치료를 할 수 있습니다.

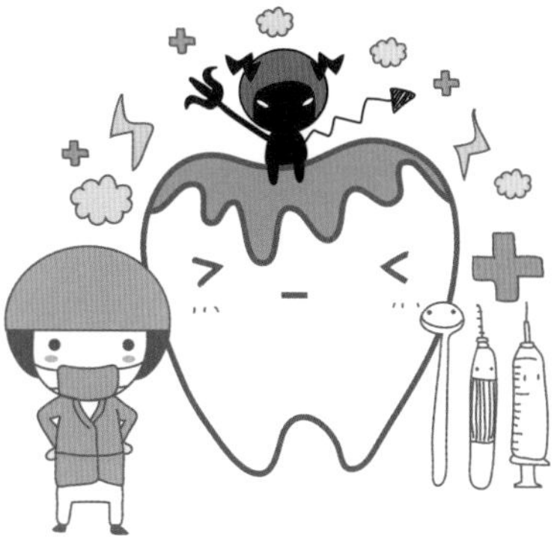

① 초기의 충치

불소화합물을 치아에 도포하여 충치의 진행을 억제해 줄 수 있습니다. 이것은 예방과 치료의 중간 단계라고 볼 수 있습니다.

② 초기~중등도의 충치

충치부위를 제거하고 치아와 같은 색의 레진계통의 재료로 채워줍니다(봉한다고 하거나, 충전한다고 합니다).

③ 심한 충치

신경까지 침범한 경우 등으로 근관치료 후 봉하거나 치관을 만들어 씌워 줍니다. 치근단까지 염증이 생겨 심한 경우에는 치아를 빼야 하는 경우도 있습니다.

04 불소는 언제부터 사용하나요?

불소는 모유에도, 이유식에도 자연 상태로 포함되어 있으므로 치아가 나기 시작할 때부터 불소를 도포해도 좋습니다. 불소는 치아의 제일 바깥쪽에 있는 에나멜질을 강하게 하며 충치가 잘 생기지 않도록 예방효과가 있습니다.

● 불소 사용 시 주의해야 할 사항

① 불소에는 연령에 따라 사용법이 다릅니다. 이 시기의 아동은 불소를 삼킬 위험이 있기 때문에 불소양치나 불소도포를 많이 시행하지는 않습니다. 부분적으로 치아에 발라주는 불소도포를 시행합니다. 또한 2세 이하의 어린이에게는 불소치약을 권장하지는 않습니다. 그 후에는 작은 콩알만큼만 사용하도록 권장합니다.

② 불소가 포함된 구강세척제는 유아의 손이 닿지 않는 장소에 보관해 주세요.

05 칫솔질하기가 싫어요

이 시기가 자아가 생기기 시작하는 나이로서 칫솔질을 싫어하는 어린이가 대부분입니다. 놀면서 어머니가 마무리 칫솔질 해줄 수 있도록 만들어 주세요.

● 올바른 칫솔질 방법

① 어린이가 잘 견딜 수 있도록 자세가 중요합니다. 어머니의 무릎에 어린이의 머리가 놓이게 하고 들여다보는 자세로 합니다.

② 입모양은 윗입술을 올리면 상악 전치가 보이고, 아랫입술을 내리면 하악 전치가 잘 보입니다.

③ 음식물 찌꺼기가 치아와 잇몸의 경계, 치아와 치아사이, 치아의 교합면의 파인 곳에 많이 쌓입니다.

④ 칫솔은 너무 딱딱하지 않고, 작은 것이 좋습니다.

⑤ 치아를 닦을 때 닦을 치아를 잘 보며 칫솔이 잇몸에 닿지 않도록 조심스럽게 해줍니다. 어린이들이 잇몸에 닿은 것을 좋아하지 않습니다. 시간이 길어지는 것도 좋아하지 않으므로 가능한 한 빨리 해 주는 것이 좋겠습니다.

⑥ 칫솔질이 끝난 후에는 어린이와 잠시 놀아 주세요.

칫솔질을 이해할 수 있는 나이도 아니고, 입안이 예민하여 어머니가 해주신다고 해도 썩 좋아하지는 않습니다. 즐거운 분위기에서 놀이의 연장으로 생각할 수 있도록 재미있게 닦도록 하며, 칫솔질 습관들이는 것이 목적입니다.

06 치아배열과 교합

● 유아의 교합

2세 전의 유아의 턱뼈는 작고 또 아래턱이 위턱에 비하여 뒤쪽에 있습니다. 모유는 아래턱을 앞으로 내밀고 먹는데 이유식을 시작하고 전치가 나올 때 아래턱의 운동범위가 넓으나 아직 어금니가 없기 때문에 어느 위치로 씹고 있는지 알기 어렵습니다. 어금니가 나기 시작할 때쯤이면 교합에 대하여 알게 되는 경우가 많습니다.

1. 치아가 모자란다거나 많거나
2. 치아와 치아 사이의 간격의 정도
3. 전치가 가지런하지 않은 경우
4. 반대교합 등에 관하여 생각해야 할 시기입니다.

아직 유치의 교합은 완성되어 있지 않아서 제2유구치가 나면서 계속 변합니다. 그래서 이 시기에 정확한 진단이 어렵습니다. 혹시 문제가 있다고 하더라도 치아배열이나 교합에 관한 문제점들은 장기간에 걸쳐 관찰하게 됩니다.

● 교합에 관한 자가 치료

너무 걱정하지 말고 변화를 관찰해 가세요. 이 시기는 어린이가 먹는 방법을 익히는 중요한 시기로 치료는 2세 이후 3, 4세 이전에 시작합니다. 기능이나 치아배열의 발달은 장기적인 눈으로 관찰하도록 하시기 바랍니다.

07 간식 주는 법

● 간식은 또 한 번의 식사입니다.

활동이 많아지면 그만큼 에너지를 소비합니다. 3회 식사만으로는 부족하게 되어 간식을 하게 됩니다. 간식은 또 한 번의 식사로 생각하여야 합니다.

● 설탕이 포함된 과자는 이 시기에 적합하지 않습니다.

이 시기가 미각형성에 중요한데 단맛에 익숙해지면 이것만을 원하게 되어 단맛 이외의 각가지 미각을 배우기가 어렵게 될 수 있습니다. 단 것은 차후의 즐거움으로 남겨 놓아야 합니다.

생각해 봐야 할 점

땅콩이나 둥근 사탕, 사과조각 등을 어린이가 먹을 때 잘못하여 목에 걸려 호흡을 할 수 없게 되는 사고가 많은 연령입니다. 음식을 먹을 때 주의 깊게 보살펴 주어야 합니다.

● 치아나 턱뼈의 형태가 음식따라 변화되지는 않습니다.

치아나 턱뼈의 형태는 얼굴과 마찬가지로 부모로부터 물려받게 됩니다. 단단한 것을 씹는다고 그만큼 턱뼈의 발육이 좋아지는 것은 아닙니다. 그러나 씹는 일은 턱뼈 주위의 근육을 사용하므로 입 전체의 발육의 균형을 돕고, 턱관절의 발육에도 관여합니다. 어떤 음식이라도 잘 씹어 먹는 것이 턱뼈의 성장을 도와줍니다.

● 칼슘이나 단백질을 많이 섭취하여도 치아나 뼈에 다다르지 않습니다.

흡수를 돕기 위하여 비타민 A, C, D, K, 철분, 불소 등의 영양소를 골고루 섭취하여야 합니다. 또 태양빛과 운동이 필요하므로 밖에서 노는 일도 중요합니다. 그리고 섭취된 칼슘도 인스턴트 식품이나 주스, 과자들을 먹으면 소비되므로 유의하시기 바랍니다.

08 씹지 못하는 어린이와 삼키지 못하는 어린이

● 먹는 운동이 간단한 것 같아도 간단하지 않습니다.

씹거나 삼키는 일은 목적의식을 가진 수의운동과 반사운동을 합한 것이지만 모든 운동은 시각, 청각, 촉각, 평형감각, 근육이나 관절을 움직이는 감각이 뇌에 전해져서 여기에서 정리된 후 운동하는 근육이나 관절에 전해져 일어납니다. 그리고 그 반응은 뇌에서 기억되어 다음 기회에 다시 사용됩니다. 이러한 반복이 감각과 운동의 학습입니다. 씹지 않는 어린이는 이런 학습이 아직 완전치 않은 것일 수도 있습니다.

● 쉽게 먹을 수 있게 하기 위하여 노력이 필요합니다.

잘 씹어서 능숙하게 삼키기 위하여서는 많은 경험이 필요합니다. 그러므로 어린이가 많은 경험을 가질 수 있도록 도와주어야 합니다.

1. 요리하는 방법이 중요한데 씹기 쉬운 크기와 단단한 정도를 조절하여 음식을 만들어 줍니다.
2. 서둘러서 입에 많이 넣지 말고, 천천히 먹는 일을 즐길 수 있도록 환경을 만들어 주는 것이 중요합니다.

● 천천히 즐겁게 음식을 먹을 수 있도록 합니다.

어린이에게 있어서 먹는 일이란 자신의 입 주위나 입 안을 의식하게 해 줍니다. 천천히 어금니로 잘 씹어서 꿀꺽하고 삼키는 일을 익숙하게 할 수 있도록 엄마가 가르쳐 줍니다. 서둘러서 잘 씹지도 않고 음식을 삼키는 버릇은 나중까지도 남게 됩니다.

09 말이 안 나온다.

● 개인차가 있습니다.

어린이는 1세 전후에서 1년 6개월 정도가 지나서 의미있는 말을 하게 되지만 때로 2세 가까이 되어 겨우 말을 시작하기도 합니다. 말을 하기 전에 걷기 시작한 어린이는 말보다 자유롭게 움직이는 일에 관심이 더 커서 말이 늦어지는 경우도 있습니다.

● 우선 잘 관찰해 보세요.

1. 엄마와의 관계가 어떤가요?
2. 목소리 내는 법이나 표정 등 감정표현은 풍부한가요?
3. 여러 가지 일에 흥미를 보이나요?
4. 갖고 있는 것이나 해 주길 원하는 것 등에 의사표시를 할 수 있나요?
5. 엄마가 하는 일을 이해할 수 있나요?

2세까지 이런 것들에 문제가 없다면 조금씩 말을 하기 시작할 것입니다.

● 걱정되면 조기에 전문의와 상담을 합니다.

의미 있는 말을 전혀 하지 않으면 전문의를 찾아 상담할 수 있습니다. 언어의 발달에 문제가 있으면 될 수 있는 한 빨리 어린이에게 알맞은 지도나 훈련을 함으로써 언어의 발달을 촉진시킬 수 있습니다. "조금 있으면 말하겠지"라거나, "우리 집안은 말이 좀 늦어"라거나, 남자아이니까 그렇겠지 하는 마음 때문에 시기를 놓치지 않도록 해야 합니다.

● 자가 치료의 기본은 관심을 가지는 것입니다.

말하는 것에만 신경쓰지 말고, 충분한 관심을 가져야 합니다. 손가락질 등으로 의사 표시할 때에 말하려는 뜻을 알았다고 하더라도 금방 이야기하지 말고 「뭐라고?」하고 물음으로써 말을 하도록 유도합니다.

6

2세

어린이

01 치아가 많이 삭았습니다.

● 원인

2세가 되는 어린이 중에는 상악 전치의 충치가 심하여 녹은 것처럼 보이는 경우가 있습니다. 불규칙적인 식사나 단 음식을 너무 많이 먹은 것이 원인입니다. 예를 들어 1회에 먹는 량이 적다고 하여도 단 것을 조금씩 불규칙하게 먹고 있으면 언제나 치아에 설탕이 젖어 있어서 마침내는 치아가 상하게 됩니다.

● 임상증상

처음에는 치아와 치아사이에 작은 충치였던 것이 조금씩 치아 전체로 넓어집니다(그림 6-1 A). 법랑질이 녹으면 그 아래의 상아질에 다다르게 됩니다. 상아질은 법랑질에 비하여 약하기 때문에 충치가 빨리 진행됩니다. 처음에는 아프지 않지만 아파올 때는 이미 치아의 신경까지 확산되었다고 생각하는 것이 좋습니다. 하지만 의외로 충치가 만성적으로 천천히 진행되면 치관부가 다 없어져도 아프지 않습니다(그림 6-1 B).

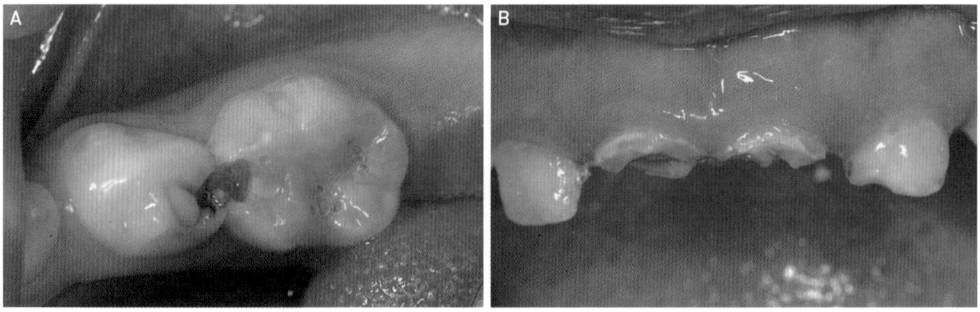

그림 6-1. A. 초기 치아와 치아사이의 작은 충치. B. 유치의 치관부가 완전히 녹아버렸다.

● 치료

넓은 부위에 충치가 진행되었을 경우 봉하는 치료만으로는 어렵고 치관을 씌우는 방법을 이용하게 됩니다. 앞니인지 어금니인지 위치에 따라 씌우는 방법이 달라지게 됩니다.

더 이상 심하게 되는 것을 방지하기 위하여

① 규칙적인 식생활과 올바른 간식 습관을 기릅니다.
② 간식한 후에도 반드시 칫솔질을 하도록 합니다.

02 치은에서 피가 납니다.

● 치은염을 생각할 수 있습니다.

치아 주위나 치아와 치아 사이의 치은이 빨갛게 부어 있으면 칫솔질을 할 때 출혈이 될 수 있습니다.

● 맹출성 치은염

치아가 나올 때 치아를 덮고 있는 치은을 뚫고 나오게 되므로 상처를 내어 염증을 일으킨다던지 2차 감염으로 염증이 생기는 경우가 있습니다. 치아가 나오고 나면 염증은 없어지고 청결하게 해 주면 자연히 좋아집니다.

● 불결성 치은염

치아에 세균 덩어리 즉, 치태가 붙어서 입안이 불결해지면 치은에 염증이 생길 수 있습니다. 음식물이 치아와 치아 사이의 치은에 끼여도 위화감이 생기지 않는 것이 어린이에서의 특징이지만 음식물이 더 많이 쌓이면 치아가 아파올 수 있습니다. 원인을 찾아 청결하게 해 주면 염증이 완화됩니다.

● 바이러스 감염에 의한 치은염

감기로 고열이 난 후 치은이 부어 아무것도 하지 않았는데도 자연히 출혈이 되고, 구취(입냄새)가 심해지는 경우가 있습니다. 때로 입안 전체가 아프다든지 과민하게 되어 식욕을 잃어버리기도 합니다.

① 칫솔질은 아프면 잠시 중지할 수 있습니다. 열이 내리고 출혈이 멈추고 염증도 없어지면 칫솔질을 다시 시작합니다.
② 구강세척제를 이용하여 입가심을 계속합니다.
③ 위의 방법 외에 치과의원에서 소독하는 방법도 바람직합니다.

● 이 외의 출혈

넘어지거나 부딪쳐서 치아를 다친 경우 치아주위에서 출혈이 초래되는 경우가 있습니다. 출혈이 일어날 정도의 충격일 경우 밖에서는 보이지 않는 치근에 이상이 있는 경우도 있을 수 있으므로 방사선 사진을 찍어 검사해 보는 것이 좋습니다.

03 치과치료를 싫어하는 경우

아직 충분히 이야기도 못하는 상태이므로 엄마와 떨어져 치료 의자에 눕히는 것만으로도 우는 것은 당연한 일입니다. 단지 치료가 무서워서 우는 것보다는 엄마와 떨어지고 모르는 사람이 가까이 와서 두려워 우는 경우도 있습니다. 가능한 한 울면서 하는 치료는 피하는 것이 좋습니다.
우선은 치과의사에게 맡겨주세요. 소아치과의사는 여러 가지 방법으로 우는 어린이를 능숙하게 다루는 방법을 알고 있어서 빠른 시간 내에 치료를 할 수 있기 때문입니다.

● 어머니의 도움이 절대적으로 필요합니다.

① 안아주는 것이 좋은 방법입니다. 울면서 치료를 받았어도 엄마가 안아 주면 어린이는 안심하며 집에 돌아갈 수 있습니다.
② 칭찬해줍니다. 치료가 끝난 후 잘한 점을 칭찬해줍니다.

충치가 작으면 말귀를 알아들을 수 있는 3세 반 정도까지 치료를 연기 할 수 있습니다. 불소도포나 치간 칫솔, 치실 등을 이용하여 구강관리를 꾸준히 하여 충치의 진행을 조절해 주는 것입니다.

04 전신마취 하에 치아 치료를 하기도 합니다.

● 아래와 같은 경우 전신마취를 할 수 있습니다.

1. 1세나 2세의 유아로 치료에 협력을 얻을 수 없고 충치가 심한 경우
2. 설소대나 상순소대 등의 수술이 필요한 경우

● 전신마취 하에 치료 시 장점

1. 한 번에 많은 치아의 치료가 가능합니다.
2. 치아 삭제 시 무서운 생각이 없어서 좋습니다.
3. 협조를 얻기 어려운 어린이에서 세밀한 치료가 가능합니다.
4. 어린이가 움직여 생길 수 있는 손상을 줄일 수 있습니다.

● 어린이에게 전신마취가 안전한가요?

어린이에게 전신마취를 하여도 마취에 의한 위험성이나 후유증 등의 걱정은 없습니다. 단, 전신마취 하의 치과치료는 전신마취를 위한 시설과 마취과 전문의가 있는 병원에서 해야 합니다. 입원이 필요한 경우도 있습니다. 경우에 따라 1일 입원을 할 수도 있습니다. 치과에서도 전문지식과 경험을 가진 마취전문의가 있어서 어린이, 장애인의 치과치료 및 구강악안면외과의 수술을 하고 있습니다.

05 먹는 것이 느립니다.

● 무엇을 하면서 먹는 습관이 있는 경우

TV를 보면서 먹든지 장난감을 가지고 놀면서 먹으면 먹는 것에 집중하지 못하므로 당연히 먹는 것이 느려집니다. 성격이 느긋한 어린이도 먹는 것이 느릴 수 있습니다.

● 먹는 것에 대한 관심과 만족감을 느낄 수 있도록 합니다.

항상 먹는 것이 느려서 놀면서 먹는 것도 아닌데 한번 식사하는데 1시간이 넘는 경우가 있

습니다. 음식을 씹는 일이라든지, 씹음으로써 음식물의 모양이 변한다든지, 씹은 음식을 삼키는 감각과 넘긴 후의 만족감 등을 아직 충분히 익히지 못했기 때문으로 생각됩니다.

● 먹는 일 이외의 문제일 수도 있습니다.

말이나 운동의 발달은 어떤가요? 혼자 노는 일이 많지 않나요? 언제나 가만히 있지 못하지 않나요? 손재주가 없거나 금방 싫증을 내거나, 집중력에 결함이 있지 않나요? 이러한 점이 몇 가지 있다면 먹는 것만이 아니라 전신발달에 문제가 있을지도 모릅니다. 정도를 보아 전신검사를 받아볼 필요가 있습니다.

06 좋고 싫은 것이 많습니다.

● 맛의 인식은 지금부터입니다.

이 시기는 아직 미각형성이 충분하지 않아서 입에 남지 않은 것, 부드러운 것, 단 것은 맛있다고 느끼지만 냄새가 있거나 쓴 맛이 강한 것, 딱딱한 야채 등은 싫어하는 경우가 있습니다. 이 시기에 영양적으로는 다소 좋고 싫음이 있어도 큰 문제는 없습니다.

● 중요한 것은 엄마의 손맛

처음 느끼는 맛은 경계하여 즉시 먹지 않지만 한 번 싫어한다고 하여 포기하지 말고 여러 가지 맛이나 씹는 것에 익숙해지도록 도와주어야 합니다. 가공식품이나 인스턴트 식품이 아닌 "엄마의 손맛"을 느낄 수 있도록 해 주어야 합니다.

07 단 음식을 원합니다.

● 될 수 있으면 3세까지는 절제하도록 해 주세요.

단 맛은 모든 어린이가 좋아하지만 이 시기에는 유치가 약하므로 충치로부터 예방하기 위하여 단 음식은 될 수 있는 한 피하는 것이 좋습니다. 미각형성에도 중요한 시기이므로 단 것을 너무 많이 먹어서 식사에 영향을 주는 일이 없도록 하는 것이 좋습니다.

● 단 것을 유의하여 주세요.

단 맛을 어린이가 알았을 때는 다음을 유의하여 주세요.

① 간식 시간을 정하여 주는 것이 좋습니다.
예를 들어 3시로 정했으면 그 시간에만 주도록 하세요. 약속할 수 있는 연령이므로 어머니에게 달려있습니다.

② 단 음식을 잘 골라서 주세요.
단 과자를 줄 때는 단 음료는 피하고 우유나 보리차 등 설탕이 들어 있지 않은 것으로 주도록 합니다. 설탕의 과잉섭취를 막아야 합니다.

③ 마구 주지 마세요.
위에서 이야기 한 바와 같이 정해진 시간에 주도록 하며 필요하면 안 된다고 확실히 말하고 주지 말아야 합니다.

④ 이웃과의 도움도 필요합니다.
각 가정마다 각각의 육아방침을 가지고 있겠지만 서로 상의하여 이웃 사람이 임의로 주지 않도록 하는 것도 필요할 수 있습니다.

말의 성립도 과정이 있습니다.

1세 전후에 시작된 어린이의 말은 2세 정도 되면 300단어 정도, 2세 후반이 되면 900단어 정도로 늘어납니다. 예를 들면 할아버지, 아버지, 오빠가 모두 "아빠"로 표현되었던 것이 각각 다른 호칭이 있다는 것을 알게 되면서 점점 늘어납니다. 또 이 시기에는 두 개의 단어를 붙여 말할 수 있게 됩니다. 즉 공을 달라고 할 때 「공-」이라고 한 단어로 했지만 이제는 「공 줘」하고 두 단어로 표현할 수 있다는 것입니다. 또 혀끝을 사용한 발음(타, 다, 나 등)도 확실히 하게 되고, 「뭐」 「왜」 등의 질문을 반복하거나 「저기」 「이것」 등 대명사를 사용하는 것도 이 시기의 특징입니다. 또 노래에 흥미를 갖게 되어 단발적인 광고용 노래 등을 기억하여 반복하여 노래하거나 좋아하는 이야기를 몇 번이고 되풀이 하여 듣기를 원합니다. 3세 가까이 되면 세 단어를 이어서 말할 수 있게 되고 오늘과 내일, 전 후 등 시간이나 공간을 표현하는 추상적인 말을 이해하게 됩니다.

말이 늘지 않습니다. 또는 이어지지 않습니다.

» 원인

어린이에게 여러 가지 경험을 시키고 있나요? 어른이 먼저 알아차리고 돌보면 말이 늘지 않습니다. 어린이 자신이 말할 필요성을 느끼지 않기 때문입니다.

» 대처방법

어린이는 미지의 것에 대한 흥미와 관심을 언제나 가지고 있습니다. 보고, 듣고, 만지는 것을 통하여 여러 가지 것을 체험하게 됩니다. 기회를 주세요. 말은 경험이 많아짐으로써 기억되는 것입니다. 단, 엄마도 함께 즐기면서 말을 걸어주는 것이 중요합니다. 요즘 두살인데도 어린이집에 다니는 어린이가 늘었습니다. 어린이들은 어린이집에서 상대방이 말하는 것을 이해하는 힘, 자신이 말하고자 하는 것을 전하는 능력을 기르게 됩니다. 그러나 어린이의 발달 상태도 영향을 주므로 어린이집에 다닌다고 누구나 말이 느는 것은 아닙니다.

» 가볍게만 생각해서도 안됩니다.

말이 늘지 않을 뿐만 아니라 이전에 말하던 단어도 점점 못하게 되었다든가 엄마가 말하는 것을 계속 그대로 반복하는 경우 발달 전체에 문제를 가지고 있는 경우가 있습니다. 어린이의 행동도 잘 관찰하여 소아청소년과 의사와 상담하는 것이 좋습니다.

표정이 빈약합니다.

» 표정이 빈약한 어린이란?

웃지 않는 어린이, 멍하게 있는 어린이
누가 봐도 확실히 무섭다든지, 아플 때에도 울지 않는 어린이
혼자 놀기를 좋아하고 시선을 맞추기 어려운 어린이
응석도 안 부리고 어쩐지 어린이다움이 없는 어린이

» 표정을 풍부하게 하기 위해서는

어린이의 풍부한 감정은 엄마와의 매일 매일의 관계로부터 얻어지는 것입니다. 즉 스킨십이나 말을 충분히 거는 것이 중요합니다. 보고, 듣고, 만져서 어린이 자신에게 경험시키는 것도 중요합니다.
보고 쉽게 지나쳐서는 안 될 일도 있습니다.
발달에 문제가 있거나 주의력이나 집중력이 결핍되면 이런 문제가 개선되지 않는 경우도 있습니다. 이럴 때에는 전문적인 지도가 필요합니다.

7

3세

어린이

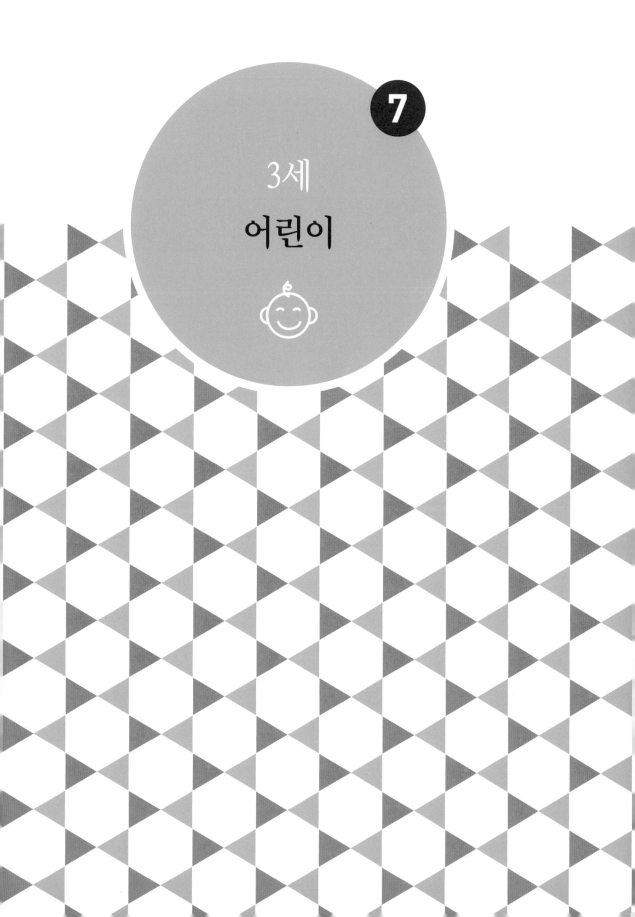

01 치아와 치아사이의 충치

치아 사이에는 음식물 찌꺼기가 끼기 쉬워서 인접치와 접촉하는 면에 충치가 생기기 쉽습니다. 이 부위의 충치는 잘 보이지 않으며, X-선 검사 시 발견할 수 있습니다. 충치가 진행됨에 따라 통증을 호소하기도 합니다.

● 치아의 인접면 충치를 예방하는 방법

일반적인 충치 예방법과 마찬가지로 칫솔로 찌꺼기를 제거하거나, 치실을 사용하는 것이 효과적입니다.

02 러버댐이란?

치료를 하려는 치아에 침이나 물이 닿지 않도록 하고 또한 입술이나 뺨, 혀 등이 치료에 방해가 되지 않도록 치료하려는 치아를 제외하고 입 전체를 덮어주는 고무로 된 시트입니다 (그림 7-1).

● 장점은 다음과 같습니다.

1. 치료하려는 치아에 침이 흘러들어가지 않게 막아주므로 청결한 상태에서 치료가 가능합니다.
2. 뺨이나 혀가 움직여도 치료기구에 닿지 않으므로 사고예방이 가능합니다.
3. 치료기구나 재료를 잘못하여 삼키는 경우를 예방할 수 있습니다.

물론 단점도 있습니다.

1. 치아를 조이는 느낌이 있어서 싫어하는 어린이도 있습니다.
2. 감기 등으로 코가 막혀있는 어린이에게는 사용하기가 곤란합니다.

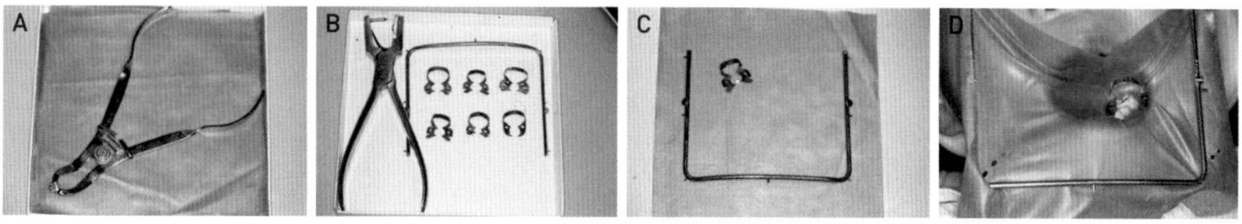

그림 7-1. A,B,C. 러버댐과 러버댐 사용에 필요한 기구, D. 러버댐을 구강 내 장착한 모습

03 갑작스런 치아의 통증

● 식사 중의 갑작스런 통증 발생

① 원인

식사 중 갑자기 턱을 감싸며 아파하는 경우가 있는데, 충치가 심하게 진행되어 치수(신경) 가까이 침범하면 씹을 때 압박이 가해져 갑자기 아픈 경우가 있습니다.

② 자가 치료

- 음식물 찌꺼기를 빼내 주어야 합니다. 칫솔이나 치실을 이용합니다.
- 미지근한 물로 가볍게 입가심을 합니다.

빠른 시일 내에 진찰을 받으세요. 일시적으로 통증이 없어질 수 있지만, 다시 아플 때는 더욱 심한 상태로 진행됩니다.

● 한밤중에 갑작스러운 통증 발생

① 원인

잘 때 체온이 상승하여 혈액순환이 좋아지는데 이때 염증부위가 아파오는 경우가 있습니다. 이것은 환부의 내압이 높아져 주위의 조직이 압박되기 때문입니다. 목욕탕에 들어갈 때도 같은 이유로 아플 수 있습니다.

② 자가 치료

- 환부를 찬 수건으로 식혀 줍니다(염증이 있는 경우 대부분 따뜻한 찜질을 하지만 염증성이어도 갑자기 통증이 발생된 경우 우선 냉찜질을 해줍니다).
- 참기 어려운 경우 진통제를 복용하도록 합니다. 그리고 가능한 한 빨리 치료를 받도록 해야 합니다.

04 치료를 싫어하는 경우

● 싫어하는 데는 이유가 있습니다.

이 시기에는 자아형성과 함께 무엇이라도 자신이 혼자서 하려 하지만 치아치료만은 엄마와 함께 하는 것이 좋습니다. 익숙해지면 치료를 혼자 받을 수 있는 나이이기도 합니다. 사실 치료를 싫어하는 어린이는 엄마와 함께라도 잘 하지 못합니다.

1. 모르는 곳이 무서운 경우
2. 치료하는 기계(날카로운 기구들이나 엔진 소리 등)나 주사기가 무서운 경우
3. 선생님이나 낯선 치과위생사가 무서운 경우
4. 무슨 일이 있을지 몰라서 무서운 경우

그러나 이유가 확실한 어린이는 금방 익숙해져서 울지 않고 잘하게 됩니다.

● 강행하지 말고 연습을 시키세요.

무엇이 싫은지도 말하지 않고 울기만 하는 어린이는 치료하기가 어려우며 잘 적응하지도 못합니다. 이럴 때에는 억지로 치료하지 말고 놀면서 어린이의 행동 변화를 관찰하는 방법도 있습니다. 반대로 억지로라도 치료하며 치료 후에 어린이가 치과치료가 그렇게 아픈 것이 아니라는 것을 알 수 있도록 해 주는 것도 좋은 방법입니다.

05 치과치료 시 마취주사

치아를 갈거나, 뽑는 경우 아프지 않게 하기 위하여 마취를 위한 주사를 놓게 됩니다. 명의가 되는 첫 번째 방법은 아프지 않게 치료하는 것입니다.

● 주사는 아프지 않을까요?

주사 놓는 자리에 표면마취제를 바르거나, 물을 삼키지 않을 수 있으면 마취액을 입에 잠시 동안 물고 있도록 하고(그림 7-2), 가는 주사침을 이용하여 가능한 한 아프지 않게 주사

를 놓을 수 있도록 노력하고 있습니다. 조심스럽게 천천히 주사를 놓으면 생각보다 아프지 않습니다. 평소에 어린이가 말을 안 들을 때 「의사 선생님에게 주사 놔달라고 할거야」 등의 겁주는 이야기를 하지 않는 것이 좋습니다.

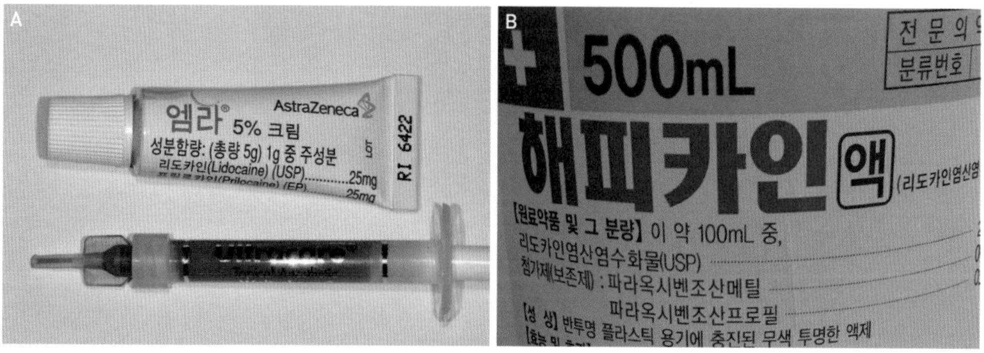

그림 7-2. 입안에 표면마취를 위한 마취제.
A. 연고형 표면마취제 B. 액체형 표면마취제

● 마취주사와 알레르기

국소마취는 비교적 안전한 방법이지만 국소마취제 중에 포함되어 있는 보존제에 의하여 알레르기를 일으키는 경우가 있으므로 알레르기 체질인 경우 치과의사에게 미리 말해야 합니다.

06 치료 후 입술이 부었습니다.

아래턱에 마취를 하면 입술이 부은 것 처럼 느낄 수 있습니다. 또한 실제로 마비된 입술이나 뺨의 내측을 무의식적으로 씹어서 상처가 생겨서(교상, 咬傷) 부을 수 있습니다(그림 7-3). 심해도 1주일 정도면 낫기는 하지만, 심한 경우 수 시간 후에 심한 통증이 있으며 심하게 붓게 됩니다. 이로 인해 말도 잘 못하고 먹기도 힘들게 됩니다. 또 표면이 하얗게 곪아 보이는 경우도 있고 2차로 감염이 될 수도 있지만 깨끗이 유지하면 1주일 정도 지나면 치료됩니다. 필요하면 항생제나 진통제를 복용하여야 합니다.

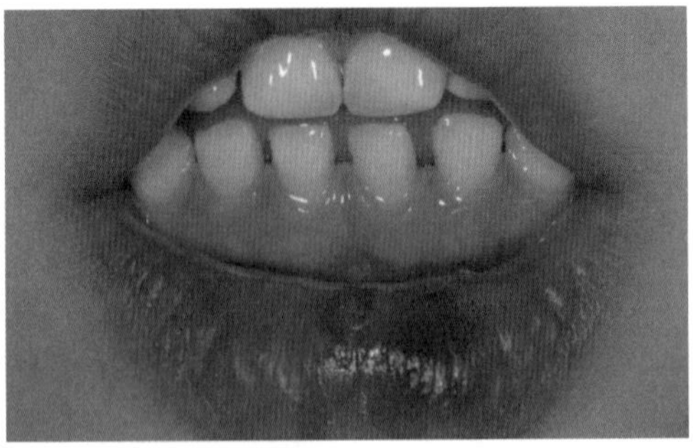

그림 7-3. 마취한 부위의 교상, 심한 통증을 호소하게 됩니다.

● 마취 후에는 어린이와 보호자에게 주의를 주어 깨물지 않도록 주의하여야 합니다.

07 아침에 일어났더니 뺨이 부어 있었습니다.

부어있는 뺨의 내측에 충치가 있는지 어떤지, 치료한 치아는 괜찮은지를 관찰합니다. 원인치 주위가 다른 곳보다 빨갛게 되어 있고 치아가 흔들거리는 경우 턱뼈 아래쪽의 림프절도 함께 붓는 수가 있습니다. 림프절에 덩어리가 만져지거나, 누를 때 아프다면 치아가 원인일 가능성이 높습니다.

● 충치로 인한 치조골염

충치가 치수(신경)에 도달되어 치수염을 일으킨 후 치아주위조직까지 퍼지면 치주염이 되고 더 진행되어 치근단의 주위 골조직까지 확대되어 치조골염이 되어 뺨이나 턱 전체가 붓게 됩니다(그림 7-4).

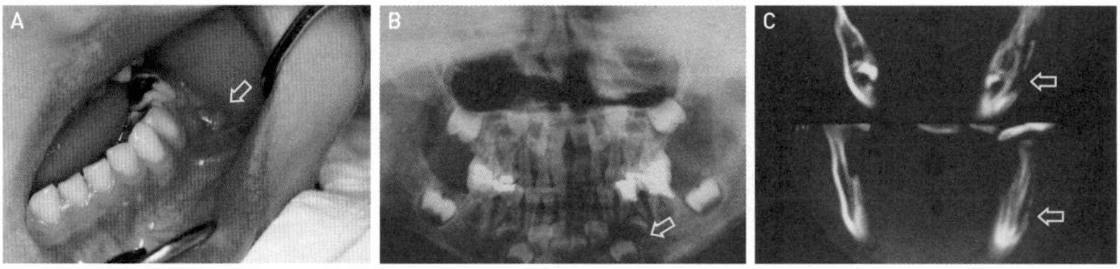

그림 7-4. 충치로 인한 치수염이 확산되어 치근단 농양이 된 후 골수염으로 진행되었습니다.
A. 아래턱 유구치부에 치은누공 형성
B. 파노라마상에서 골 파괴 소견 관찰
C. CT소견에서도 심한 골 파괴 소견 관찰

● 그대로 방치해 두면 영구치까지 나빠질 수 있습니다.

치조골염이 치근단 주위 골조직까지 퍼지면 유치 바로 하방에 있는 영구치배에 손상을 줄 수 있습니다(그림 7-5).

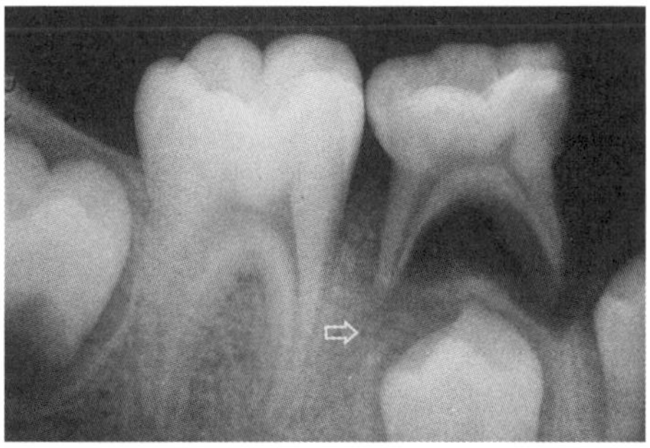

그림 7-5. 유치 치근단의 염증으로 직하방에 있는 영구치 배에 손상을 줄 수 있습니다.

● 자가치료

우선은 냉찜질을 하여 통증을 가라앉히고 될 수 있는 한 빨리 치료를 받도록 하세요. 치아를 뽑게 될지도 모르는데 치과의사의 설명을 따르시기 바랍니다.

08 원인 불명의 치아 통증

● 마음의 병일지도 모릅니다.

「갑자기 이가 아프다」고 울어서 서둘러서 치과병원에 갔지만 아무런 이상이 없다는 이야기를 들을 수 있습니다. 가끔씩 있을 수 있는 경우로 마음의 병을 생각해 볼 수 있습니다. 부모의 애정을 필요로 하는 어린이나, 반대로 너무 귀여워해 주거나 과보호를 받은 어린이는 야단을 맞거나 하면 토하거나 오줌을 싸는 경우도 있습니다. 이것이 치통으로 나타나는 경우도 있습니다.

● 통증을 부정하지 말고 인정해 주세요.

치아의 통증 외에도 아무것도 아닌데 「배가 아프다」든지 「기침이 난다」고 할 때에는 어린이가 부모에게 다른 형태로 애정을 요구하는 경우일 수도 있습니다. 우선은 어린이의 통증을 인정하고 말을 들어 주세요.

09 중이염으로 치아가 아플 수 있을까요?

유행성 독감 등으로부터 중이염에 걸리면 귀를 중심으로 통증이 확산되어 치아가 아파지는 경우도 있습니다. 충치가 있어서 아픈지 확인하기 위하여 치과의원을 찾는 어린이도 있습니다.

● 중이염이라면

1. 귀를 누르거나 귓구멍에 손가락을 집어넣거나 하며 신경을 쓰게 됩니다.
2. 감기에 걸려 열이 잘 내리지 않습니다.
3. 콧물이 나거나 기운이 없습니다.

● 치아가 원인이라면

1. 어금니에 충치가 있습니다.
2. 어금니에 치료한 치아가 있습니다.

③ 식사 시에 아플 수 있습니다.
④ 갑자기 아파합니다.

10 단단한 음식을 먹으면 턱이 커지나요?

● 턱의 크기는 금방 변하지 않습니다.

인간의 긴 진화과정 중에서 단단하던 음식이 점점 부드러운 음식으로 변해왔기 때문에 턱뼈가 작아졌다고 말하기도 하지만 지금부터 단단한 것을 먹는다고 금방 턱뼈가 크게 될까요? 일반적으로 부드러운 음식을 먹게 된 후 잘 씹어 먹는 습관이 적어졌다고 하는데 이 점이 중요합니다. 식사 시 씹는 횟수가 점점 적어져서 입이나 얼굴의 발육뿐만 아니라 전신의 발육에도 영향을 미칠 수 있기 때문입니다.

● 단단한 음식도 오래 씹으면 소화가 잘 됩니다.

단단한 음식은 삼키기 위하여 많이 씹어 작게 부수는 한편, 사이에 씹으면 씹을수록 침이 많이 분비됩니다. 침이 섞인 음식물은 소화흡수의 효율이 좋아집니다.
턱의 발육을 돕는 것은 입 주위 근육의 활동에 의합니다. 부드러운 음식을 먹을 때에도 잘 씹어서 입주위의 근육을 강화시켜서 턱뼈가 충분히 발육될 수 있도록 할 뿐만 아니라 이것을 지지하는 턱관절도 잘 발달될 수 있도록 하여야 합니다.

11 단단한 음식 먹기를 싫어합니다.

● 단단한 음식을 싫어하는 어린이

3세가 되면 유치가 모두 나와서 배열되어 교합이 완성됩니다. 이제 무엇이라도 씹을 수 있는 상태로 성인과 비교될 만 합니다. 그러나 단단한 음식을 먹기 싫어하여 딱딱한 과자, 잘 씹지 않으면 안 되는 현미밥이나 보리밥을 주면 조금 씹다가 뱉어버리는 어린이가 있습니다.

● 씹는 일은 경험에 의하여 좋아집니다.

씹는 기능이 완성되고 경험에 의하여 응용해가는 시기입니다. 먹어보지 않은 식품이나 씹기 어려운 식품도 「어렵다」라고 쉽게 포기하지 말고 잘 씹을 수 있도록 가르쳐 주어야 합니다.

● 쉽게 삼킬 수 있도록 준비합니다.

❶ 요리할 때 모양을 바꾸거나 씹기 쉽도록 칼자국 등을 내는 것도 좋습니다.
❷ 잘 삼키면 어려운 일을 해냈을 때처럼 칭찬해 주세요.
❸ 다른 가족과 함께 식사하여 분위기를 만들어 주는 것이 중요합니다.

씹기 위한 근육의 지구력을 기르기 위한 껌 캔디가 있습니다. 탄성이 강하고, 씹으려고 하면 단단한 고무와 같아서 튀어 나옵니다. 이 같은 껌 캔디로 연습할 수 있습니다.

12 앞니(전치)로 씹고 어금니(구치)로 씹지 않는 어린이

● 앞니의 역활은 음식을 자르는 일입니다.

먹는 것이 느리고 씹는 것이 어설픈 어린이의 대부분이 어금니로 씹지 않고 앞니로 씹으려고 합니다. 혀끝에 음식물이 놓이므로 어금니로 힘 있게 씹지 못하는 것입니다. 그러므로 씹어서 부수는 일도 잘못하게 됩니다. 혀의 사용방법에도 조금 문제가 있을지도 모릅니다.

● 어금니로 씹는 연습을 하도록 합니다(그림 7-6).

단지 음식을 씹는 것이 아니고, 어금니로 맷돌처럼 씹는 것을 가르쳐 주지 않으면 안 되므로 음식물의 단단한 정도, 모양, 크기를 조절할 필요가 있습니다. 어금니로 씹으면 더욱더 맛있다는 것을 가르쳐 주세요.

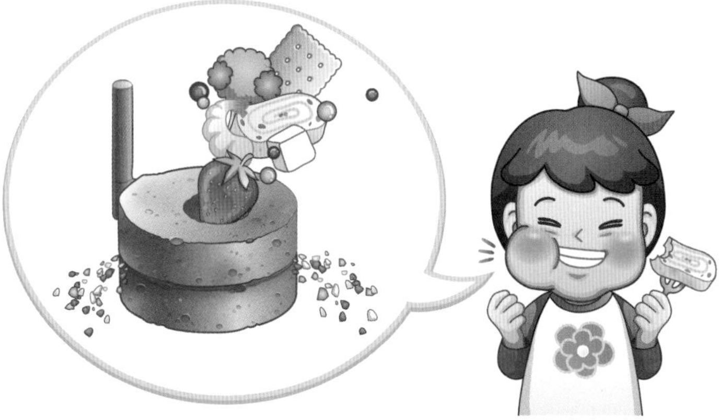

그림 7-6. 어금니는 맷돌과 같은 역할을 합니다.

13 계속 씹고만 있는 어린이

● 잘 삼키지 못하는 경우

삼킬 때 음식물의 위치가 적절하지 못하였거나 삼키는 순간을 놓치게 되면 삼키지 못하게 됩니다. 또는 혀에 힘주는 방법이 적절치 못하거나 입술자체에 힘이 없거나 충치가 심하여 잘 씹지 못할 때에도 단숨에 삼키지 못하는 경우가 있습니다.

● 삼키는 연습

특히 연한 음식 등을 먹을 때 한번 꿀꺽 삼키고 난 후에 혀 주위나 입천장에 아직 남아 있는 것 같을 때 연습방법으로 근기능요법이 있습니다.

14 침(타액)의 분비

침은 치아가 나기 시작할 때 많이 나오며 2세 정도 되면 신경을 쓰지 않게 되는데, 이것은 침이 안 나오는 것이 아니라 반사적으로 삼킬 수 있게 되었기 때문입니다.

● 계속 침이 흘러 나오는 이유

① 언제나 입술이 벌어져 있습니다.

② 침이 고인 감각을 느끼지 못하기 때문입니다.

③ 코가 좋지 않아서 언제나 입으로 숨을 쉽니다.

● 대처방법

① 입술을 다물고 있는 감각을 갖도록 연습합니다.

② 전체적인 신체발달 정도를 평가합니다.
입의 감각이 둔하면 먹는 것도 어설프고, 언제까지나 침을 삼키지 못하고 잘 흘립니다. 침을 흘리는 것을 가르쳐 주어도 알아차리지 못하면 전문의와 상담하여야 합니다.

③ 구강악안면외과 또는 이비인후과 전문의와 상담합니다.
만성 인후염이나 편도선 비대, 아데노이드의 비대가 있으면 치료해야 합니다.

④ 잘 씹는 연습을 합니다.
보기에 불편한 방법으로 음식을 씹으면, 먼저 음식을 잘 씹은 후 입을 다물고 확실하게 삼키는 방법을 익히도록 하는 일이 중요합니다.

⑤ 서두르지 말고 차근히 관찰합니다.
신체 발달에는 개인차가 있습니다. 확실한 원인을 찾을 수 없을 때 잘못을 지적하거나 야단치지 말고 잘 관찰해 보아야 합니다.

치료실에서 어린이를 어머니와 분리(모자분리)시키는 의미는?

3세가 지난 어린이는 평소와는 다른 환경에 적응할 수 있는 능력이 조금씩 생깁니다. 이 시기부터 어린이가 치료실로 들어갈 때 혼자 들어오게 하는 경우가 많이 있습니다.

» 어린이에게 있어서는

자립심을 키우고 적응능력을 길러 사회성을 촉진시키는 좋은 기회가 됩니다.

» 어머니에게 있어서는

자녀를 객관적으로 관찰할 수 있는 기회입니다. 자녀의 성장을 보고 놀랄지도 모릅니다. 만약 어린이가 심하게 울면 보호자와 분리하지 않아도 괜찮습니다. 경험을 쌓아서 익숙해지면 잘 할 수 있습니다. 처음에는 같이 있어주고 중간에 나오면 조금씩 익숙해지게 됩니다.

무리한 모자분리는 오히려 역효과가 생길 수 있습니다. 「완전한 모자분리는 자녀의 마음속에 엄마와의 유대가 형성되었을 때입니다」라고 하는데 비교적 빨리 익숙해져서 치료실에 혼자 들어가게 될 수도 있습니다.

15 아산화질소 흡입진정법

아산화질소 흡입진정법은 30%의 저농도의 아산화질소를 흡입시켜서 진정시키는 방법입니다(그림 7-7). 공포심이나 경계심을 해소시켜주는 작용을 가진 아산화질소를 이용한 방법으로 흡입 중에 기분이 좋아지거나, 치료의 기계나 소리에 신경이 무뎌지게 됩니다. 전신마취는 아니고 의식도 있으며 코 마스크로 아산화질소를 흡입하면서 평상시대로 치료를 진행합니다. 후유증이나 부작용의 염려는 거의 없는 안전한 방법입니다. 치과치료 시 어린이들에게 참을성을 요구하는 것은 어려운 일입니다. 참지 않아도 좋은 치료가 자신감으로 이어집니다. 아산화질소 흡입진정법으로 치과치료가 무섭지 않았다면 어린이들에게 있어서 좋은 일입니다. 반복해서 사용해도 어린이의 성장이나 안정성에 문제는 없습니다.

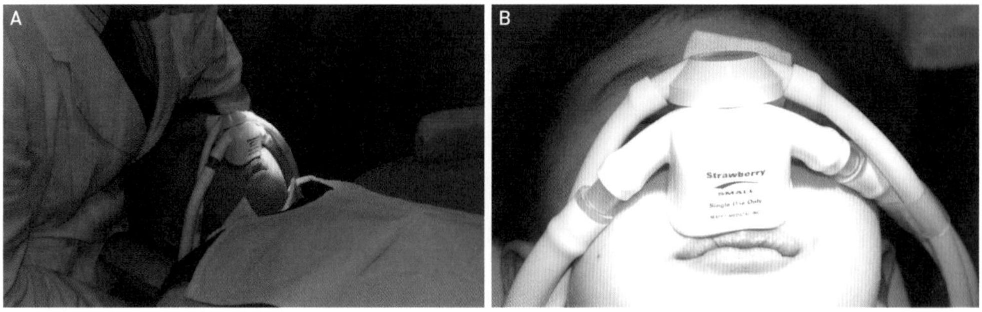

그림 7-7. 아산화질소 흡입진정법

3세가 되면 어린이들은 어린이들끼리의 놀이에 관심을 갖기 시작하여 행동범위도 넓어집니다.

이 시기는 어린이가 사회적 인간으로 되는 것을 배우는 중요한 시기로 「말」은 이를 위한 중요한 요소입니다.

» 3세 어린이의 말의 특징

① 주어와 술어를 넣어 말하는 등 회화의 기본형이 형성되고 대화가 장시간 가능하게 됩니다.
② 자신의 기분이나 생각 등을 구체적으로 전달할 수 있게 되며, 전달한대로 하려는 의욕이 높아집니다.
③ 접속사를 사용하여 문장을 연결하거나 조사나 조동사를 사용할 수 있게 됩니다. 과거형이나 미래형의 표현도 가능하게 됩니다.
④ 말의 단어 수나 종류가 늘어납니다. 만약 발달에 어떤 문제가 있으면 말에도 영향이 나타납니다. 말은 적절한 환경 속에서 그것도 어린이의 정서가 안정되어 있을 때 몸에 배는데 어린이의 발달은 같은 연령이라도 개인차가 있고 생활하고 있는 환경도 여러 가지이므로 당연히 대응하는 방법도 달라집니다.

말하고자 하는 내용을 잘 이해하지 못할 수 있습니다.

① 이야기의 내용

이 시기의 어린이들은 경험한 일이나 생각하고 있는 점 등을 이야기하고 싶어 합니다. 단지 내용이나 말하는 법이 아직 미숙하므로 말하고자 하는 내용을 정확하게 표현하는 것이 어려운 것입니다. 말하는 도중에 전혀 내용이 달라지던지 현실과 공상이 마구 섞이는 경우도 흔히 있습니다. 신경질적으로 대처해서는 안 됩니다.

② 발음

발음이 잘되지 않는 음이 몇 개 있어서 이상하게 이야기 하더라도 그다지 신경 쓸 필요는 없습니다. 대부분의 어린이의 경우 크면서 발음을 잘하게 됩니다.

말더듬이란?

말할 때 같은 단어나 음을 몇 번씩 반복하거나 같은 음을 길게 늘이거나 입이 굳어서 금방 나오지 않거나 하는 증상 등의 경우입니다.

심각하게 생각할 필요는 없습니다. 이 시기의 말더듬은 거의 모두가 진짜 말을 더듬는 것이 아니며, 말하는 법을 익히게 됨에 따라 자연히 사라져 갑니다. 유전이 아닌가 걱정하는 사람이 있는데 그런 일은 없습니다. 기다려 주는 것이 필요합니다.

다시 말하게 하거나 말하는 법에 대하여 주의를 주거나 하는 것은 자신의 말이 이상한 것이 아닌지 의식시키는 계기가 되므로 역효과를 보일 수 있습니다.

16 3세 어린이의 구강 검진

20개의 모든 유치가 나와서 교합도 형성되는 중요한 시기이므로 세살 때 건강진단을 받음으로써 어린이의 전반적인 건강상태를 알 수 있을 뿐만 아니라 모든 어린이의 건강상태를 종합평가해 봄으로써 전체적인 3세 어린이의 건강상태와 비교해 볼 수 있습니다.

● 구강검사

위에서 이야기 한 바와 같이 20개의 모든 유치가 나오는 시기로서 이미 이때부터 유치가 충치에 이환되기 시작되기 때문에 구강건강을 유지하기 위한 생활습관을 교육하기 위하여서도 중요한 시기입니다.

● 어린이의 습관을 잘 살펴봐야 합니다.

예를 들어 손가락을 빨고 있지는 않나요? 이 연령 전까지는 손을 빠는 일이 큰 문제가 아니지만 이후에도 계속 손가락을 빨 때는 구강의 발육이나 기능에 나쁜 영향을 줄 수 있습니다.

1. 간식이나 음료를 적절히 고르는지
2. 칫솔질은 올바로 잘 하는지
3. 골고루 음식은 잘 먹고 있는지
4. 일반적으로 올바른 생활습관을 갖고 있는지
5. 부모와 자녀사이의 관계는 어떤지
6. 가정 내의 협력관계 등을 다시 한 번 눈여겨 볼 수 있는 기회가 됩니다.

● 앞으로의 변화를 예측할 수 있습니다.

3세 어린이의 구강검사를 통하여 앞으로의 변화를 예측할 수 있습니다. 구강 내는 생활습관이 잘 표현되는 곳입니다. 한 번 몸에 밴 습관은 잘 고쳐지지 않지만 3세 어린이의 검진을 계기로 자녀의 생활을 바로 보아 주세요.

17 3세가 되면 아기로부터 어린이로의 전환기입니다.

태어난 후부터 지금까지 오랜 시간이 지난 것 같으면서도 짧은 3년간을 되돌아 볼 수 있는 좋은 기회입니다. 그리고 자녀의 성장과 함께 어머니 자신의 사회적 및 정신적인 변화에 대해서도 생각해 보는 것이 좋겠습니다.

● 기본적인 생활습관을 몸에 익혀 주세요.

어린이집에 가게 되거나 조금 더 커서 엄마와 같이 있는 시간이 적어지면 기본적인 생활습관을 익히려고 해도 어려워지게 됩니다. 잘못된 것이 있거나 아직 몸에 익숙해지지 않은 점이 발견하게 되면 지금부터 습관화될 수 있도록 해 주어야 합니다.

● "영구치가 나면 열심히 하겠습니다."라고 말하는 어머니들이 계십니다.

영구치가 나오고 난 뒤라고 할지라도 갑자기 생활은 바뀌지 않습니다. 지금 식생활을 중심으로 정리해 주세요.

● 스크리닝검사

어린이집이나 유치원 또는 학교에서의 집단검사를 스크리닝검사라고 하는데, 작은 충치나 보이지 않는 곳의 충치 등을 놓칠 수 있습니다. 또 좋지 않은 식습관이나 턱의 성장이나 치아배열, 교합의 상태 등 성장발육에 따른 치과적인 문제점을 알기 위하여 신뢰할 수 있는 치과의원을 찾아서 정기적으로 검사를 받는 것이 좋습니다. 그리고 모르는 것이 있으면 지체 없이 상담하시기 바랍니다.

● 구강검사했는데 충치가 없데요.

충치가 없을 때는 예방처치를 해야 합니다. 구강건강을 유지하는 방법은 예방에서부터 시작입니다. 충치가 생긴 후는 이미 늦은 것입니다. 치아는 신체의 다른 부분과 달리 한번 아파서 치료받고 나면 원래 상태로 돌아갈 수가 없습니다. 치과치료는 대부분이 비가역적인 치료인 것입니다.

18 치아배열에 문제가 생겼어요.

치아배열이 잘못되었다고 하여 모두 즉시 치료하는 것은 아닙니다. 치아배열에 이상이 있다는 것은 말 그대로 치열부정과 위턱과 아래턱의 치아가 교합 시 이상을 보이는 부정교합으로 나눌 수 있습니다.

● 3세 어린이의 치아배열이상이라면 다음과 같은 것이 있습니다.

① 총생

총생이란 치아가 너무 크거나 턱이 작아서 전치가 울퉁불퉁 모여서 불규칙하게 배열된 상태를 말합니다(그림 7-8).

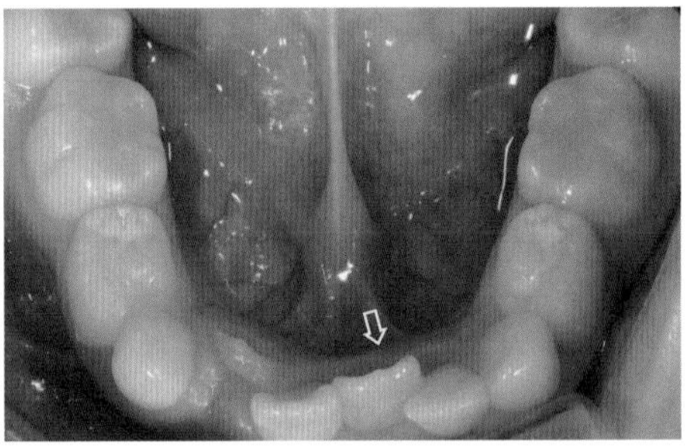

그림 7-8. 총생

② 치간이개

처음 치아가 나오기 시작할 때는 일반적으로 치아사이에 틈이 있지만 20개의 유치가 배열된 이 시기에는 대부분의 경우 간격이 자연히 적어집니다. 또한 상악 견치의 근심측과 하악견치의 원심측에 간격이 있는데 이를 영장간격(靈長間隔)이라고 하여(그림 7-9) 영장류의 치아상태에서 나타나는 정상적인 모양입니다.

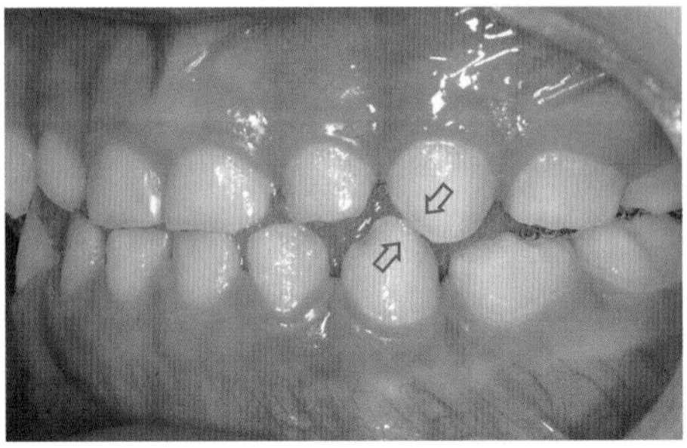

그림 7-9. 영장간격

부정교합에는 다음과 같은 경우가 있습니다.

1. 반대교합(反對咬合): 상하악의 치아가 반대로 교합되는 경우(그림 7-10)
2. 과개교합(過蓋咬合): 상악의 치아가 하악의 치아를 보다 정상보다 더욱 많이 덮고 있는 경우(그림 7-11)
3. 절단교합(切端咬合): 상하악의 전치가 절단면 끼리 맞물려 있는 경우(그림 7-12)
4. 교차교합(交叉咬合): 상악이나 하악 중 어느 부위의 발육이상으로 한 부위에서 치아가 반대로 맞물리는 경우(그림 7-13)
5. 개방교합(開放咬合): 상하악 전치부가 닿지 않는 경우(그림 7-14)

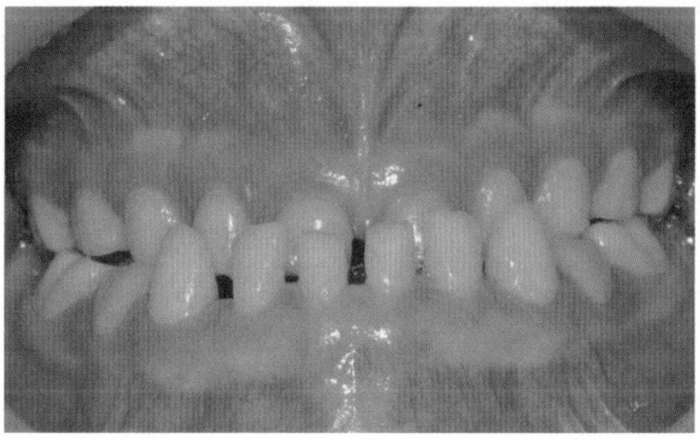

그림 7-10. 반대교합

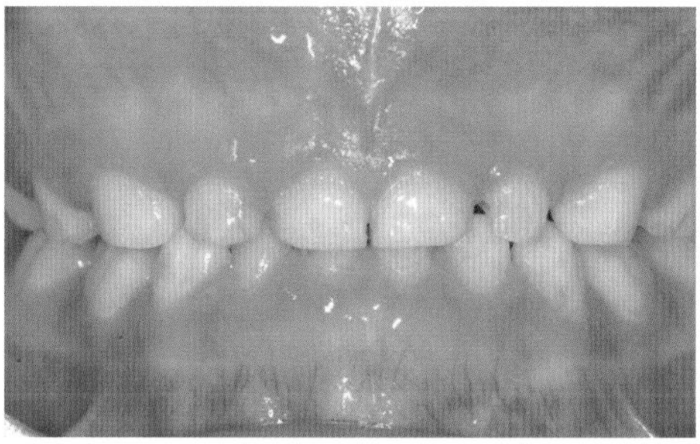

그림 7-11. 과개교합

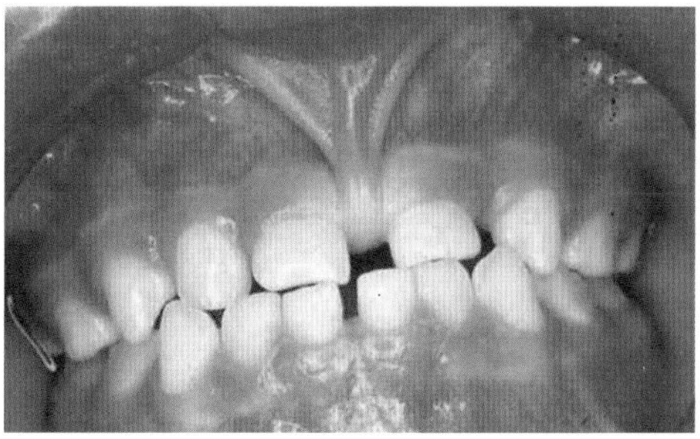

그림 7-12. 절단교합

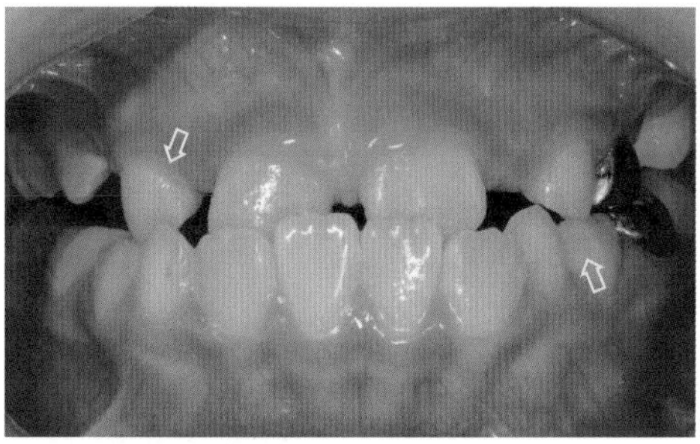

그림 7-13. 교차교합

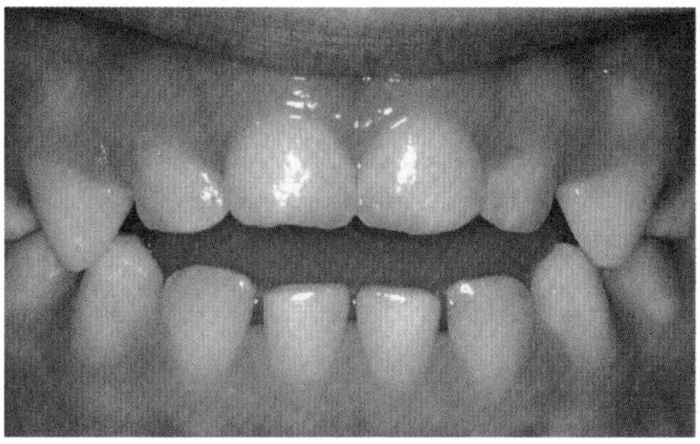

그림 7-14. 개방교합

● 대처방법

자연히 치유되는 경우도 있지만 턱의 성장에 나쁜 영향을 미치거나, 충치가 생기기도 쉬우므로 그대로 방치하지 말고 한 번 소아치과나 구강악안면외과를 찾아가서 진찰받고 설명을 듣는 것이 좋습니다.

19 설소대, 상순소대에 이상이 있다는 설명을 들었습니다.

● 소대의 형태에 변형이 있는 경우가 있습니다.

상순소대의 경우 상악전치의 구개측(입천장쪽)까지 연결되어 있는 것을 말합니다. 칫솔질할 때 칫솔이 자극을 주어 상순소대 자체에 상처가 생기거나 2차로 감염이 되기도 하며, 아프기 때문에 칫솔질을 안 하려 하기도 합니다. 또는 상악 전치 사이에 상순소대로 인한 간격이 생기는 경우도 있습니다(그림 7-15).
설소대에 변형, 특히 짧은 경우 말하거나 음식물을 삼킬 때 어려움이 있을 수 있습니다(그림 7-16).

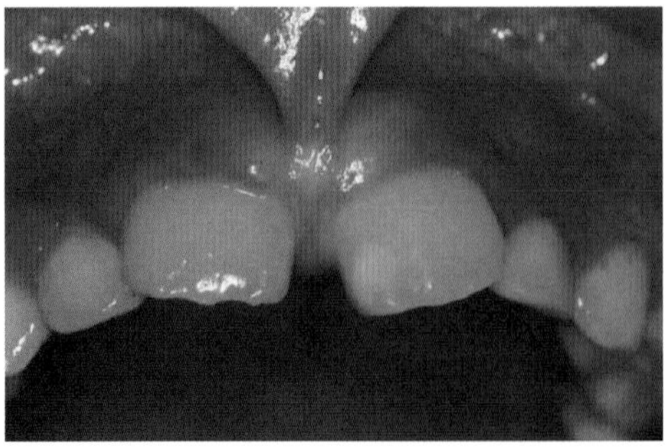

그림 7-15. 부채꼴의 상순소대에 의한 상악 좌우측 중절치의 치간이개

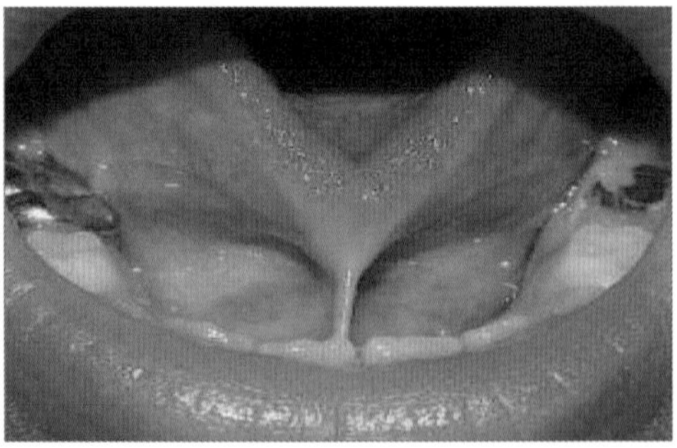

그림 7-16. 설소대가 매우 짧아서 혀의 움직임이 제한되어 발음 장애가 초래될 수 있습니다.

20 치은에 염증(치은염)이 있다고 하였습니다.

● 임상 증상

치은염이란 치은에 염증이 있는 상태로 빨갛게 부어 있거나 출혈이 되기 쉬운 상태가 됩니다(그림 7-17).

● 원인

치아와 치은의 경계면이나 치아와 치아사이에 음식물의 찌꺼기가 쌓이기 쉬운 장소이므로 여기에 세균이 늘어나 염증의 원인이 됩니다.

● 자가치료

치아를 골고루 닦아 청결하게 되면 자연히 치유될 수도 있습니다.

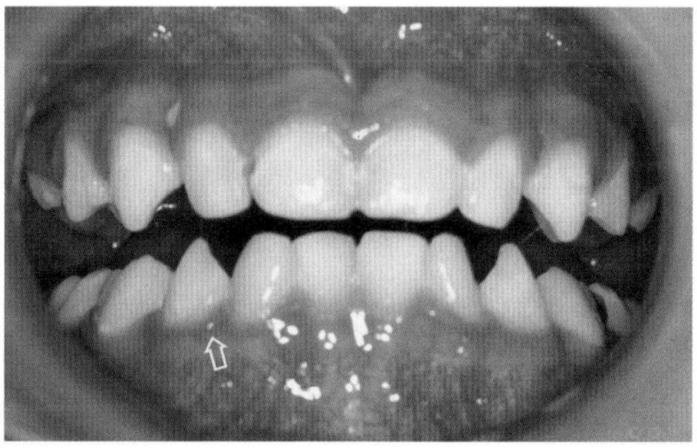

그림 7-17. 치은연의 경미한 발적 및 종창을 보이고 있습니다.

21 충치치료를 권유받았습니다.

지금까지 한 번도 치과에 간 적이 없는데 우리 아이도 잘 할 수 있을까? 라는 걱정이 있겠지만 어머니의 불안한 생각은 자녀에게 민감하게 전해집니다. 그대로 놔둘 수 없으므로 우선은 자녀를 믿고 치과의원에 가시는 것이 좋습니다. 자녀의 의젓한 모습에 놀랄지도 모릅니다.

8

4~5세

어린이

01 울며 몸부림쳐서 치료가 불가능하다면

울면서 치료를 할 수는 없습니다. 이 시기는 어린이가 치과의사의 설명을 듣고 이해할 수 있는 연령으로 계속 심하게 울부짖으면 어린이 나름대로 이유가 있다고 생각해야 합니다. 이 이유를 찾아 해결하는 것이 중요합니다. 치료내용을 알기 쉽게 설명하고 어린이가 납득한 후에 치료를 시작해야 하므로 시간이 걸릴 수도 있지만 중요한 일입니다.

● 어린이가 자신을 가질 수 있도록 도와주어야 합니다.

말을 알아들어도 계속 우는 어린이는 격려해 주면서 쉬운 치료부터 진행합니다. 그리고 치료가 끝나면 잘했다고 칭찬을 해 줍니다. 이렇게 반복함으로써 자신이 생겨 다른 일에도 적극적인 어린이가 될 수 있습니다.

● 단순한 겁쟁이가 아니라고 생각되면

매번 치료할 때마다 설명을 해 주어도 전혀 관심을 기울이지 않고 무조건 몸부림칠 때 어린이의 성격이나 발달에 대하여 주의 깊게 관찰해 보아야 합니다. 성장과 발육이 느리다면 이에 맞추어 치료방법을 선택하여야 합니다.

02 잇몸이 부었습니다.

● 아프다면 급성 염증으로 생각할 수 있습니다.

충치가 심해져서 신경까지 도달하여 신경이 죽게 되고, 곪아서 치아를 지지하던 주위조직에까지 염증이 진행되었다고 볼 수 있습니다. X-선 사진을 촬영하여 병소부위를 확인하여 충치가 있는 부위나 전에 치료받았던 부위가 잘못되었다면 제거하고 신경이 들어있는 근관을 뚫어 줍니다. 이것만으로도 통증이 줄어들 수 있습니다. 그 다음에 신경치료라고 흔히 말하는 근관치료를 합니다.

● 아프지 않다면 만성 염증으로 생각할 수 있습니다.

충치가 심해져서 치근단에 농양이 생겨서 잇몸을 뚫고 농이 배출되게 됩니다. 통증은 없지만 그대로 놔두면 유치의 아래서 나오는 영구치의 발육에 지장을 주게 됩니다.
치료방법은 X-선 사진을 촬영하여 치근단의 상태를 파악하고 상태에 따라서 근관치료를 하여 치아를 보호할 수도 있으며 또는 치아를 뽑을 수도 있습니다. 치아를 뺄 것인지 아닌지는 치근단 농양의 크기, 치근의 흡수 정도, 하방의 영구치와의 관계 등을 고려하여 판단합니다.

03 치아의 지저분한 것이 떨어지지 않습니다.

● 색소의 침착을 생각할 수 있습니다.

닦아도 떨어지지 않는 녹차의 갈색 침착과 같은 것이 치아표면전체나 잇몸과의 경계부위에 생기는 경우가 있는데 이를 흑색침착증이라고 합니다. 원인은 아직 명확히 잘 모르지만 음식과도 관계가 있을 것으로 보고 있습니다. 그러나 특별히 걱정할 필요는 없습니다.

● 치료받으면 없어집니다.

색소의 침착은 매일 칫솔질을 해도 잘 떨어지지 않습니다. 마음에 걸리면 치과에 가셔서 닦아내세요, 금방 깨끗해질 수 있습니다. 그러나 언젠가는 또 생길 수 있습니다.

● 충치가 원인인 경우도 있습니다.

침착물이 떨어지지 않는다고 걱정하는 어린이 가운데에는 이것의 원인이 충치인 경우도 있습니다. 아직 치료받을 정도는 아니지만 자세히 보면 치아의 표면이 거칠고 갈색으로 변색되어 있습니다. 치과의원에서 예방적으로 치료하는 방법이 있습니다. 표면을 매끈하게 닦고 착색된 부위를 제거하고, 치아를 보호해 줄 수 있습니다. 방치해 두면 법랑질이 파괴되면서 심한 충치가 됩니다.

04 구내염이 반복해서 생깁니다.

원인은 여러 가지이지만 대부분 1주일 정도 지나면 자연히 없어집니다.

● 아프타성 구내염

구강 내나 혀에 생기는 원형의 궤양으로 그 주위는 적색이고 각각 분리되어 단발성 또는 다발성으로 생깁니다(그림 8-1).

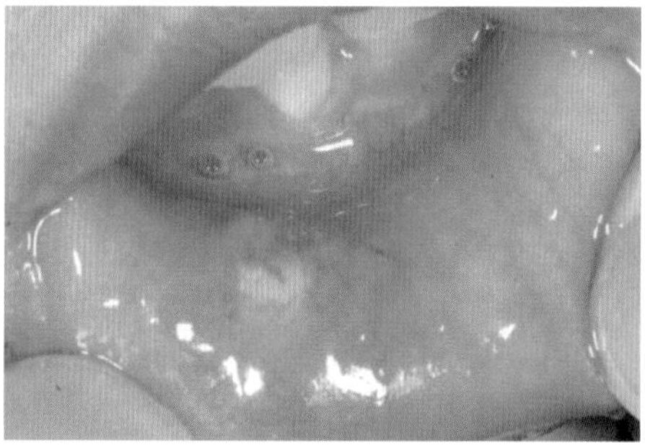

그림 8-1. 아프타성 구내염

① 원인

원인은 아직 확실히 밝혀지지는 않았지만 대부분은 단순 헤르페스 바이러스의 감염입니다. 또는 상처받은 부위에 자주 발생되며 자주 생기는 경우 체질도 관계되는 것으로 보고 있습니다.

② 임상증상

놀 때나 식사할 때 갑자기 아픈 경우가 있습니다. 구내염 시의 통증은 예민한 통증과 둔한 통증이 반복되면서 때로 충치 때문에 치아가 아픈 경우와도 비슷합니다. 심하면 열이 나거나 턱 아래부위의 림프절이 붓기도 합니다.

③ 자가치료

- 아프지만 입안을 깨끗이 칫솔질을 해 주세요.
- 입가심은 미지근한 물로 하세요.
- 오라메디라는 연고제(그림 8-2)가 있습니다. 식사 후에 발라주시면 효과가 좋습니다.

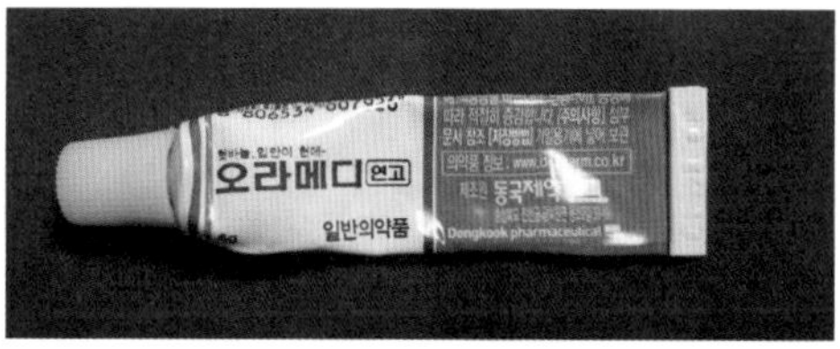

그림 8-2. 오라메디 연고

● 괴사성 궤양성 구내염

감기가 유행성 독감으로 고열이 계속되고 몸의 저항력이 떨어질 때에 입안이 불결해지면 입안의 상주균인 대장균 등이 갑자기 증가하게 됩니다.

① 임상증상

감기로 인한 열이 올라갈 때 치아의 경계면의 잇몸 전체에 백색의 궤양이 생기는 경우가 있습니다(그림 8-3). 피가 나거나 입안 전체가 아파서 식욕도 없어지므로 어린이는 기분이 매우 나쁠 뿐만 아니라 기운도 없어집니다. 입 냄새가 심하여 쉽게 알 수 있습니다.

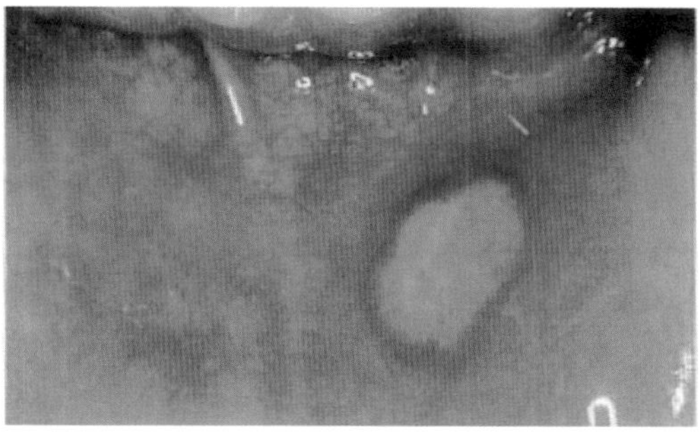

그림 8-3. 괴사성 궤양성 구내염

② 자가치료

- 입안이 아파서 칫솔질은 어렵겠지만 구강 청결제로 입가심을 하든가 면봉에 입가심약을 발라서 닦아주세요.
- 열이 계속되면 탈수되므로 수분 보충을 해 줍니다.

05 교합이 변했다고 합니다.

유치가 맹출되어 배열되고 몇 년이 지나면 치아가 닳아서 줄어들거나, 턱의 성장으로 인하여 이전과는 다소 교합이 변하지만 그 상태에 따라서 전문적인 치료가 필요하기도 합니다.

● 치아와 치아 사이의 간격이 벌어졌을 때(그림 8-4)

턱의 성장으로 치아와 치아사이의 간격이 생기는 경우로 큰 걱정을 하지 않아도 됩니다.

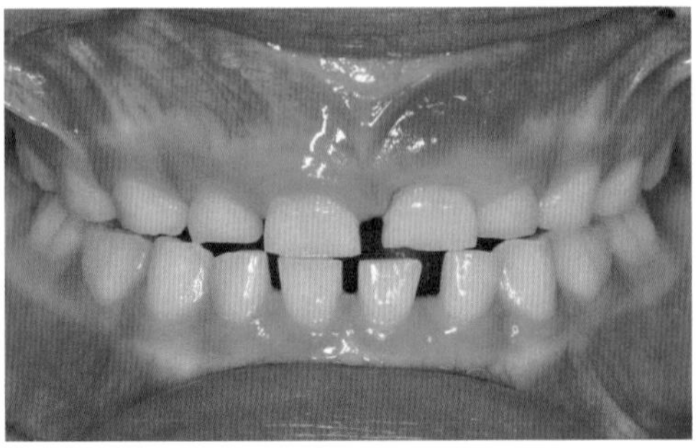

그림 8-4. 치아와 치아사이의 간격이 벌어진 경우

● 아래, 위의 치아를 다물면 하악 전치가 보이지 않습니다.

과개교합(그림 8-5)이라고 합니다. 아래턱과 위턱의 성장과 관계있습니다. 영구치의 전치가 나올 때 치과의사와 상의하세요.

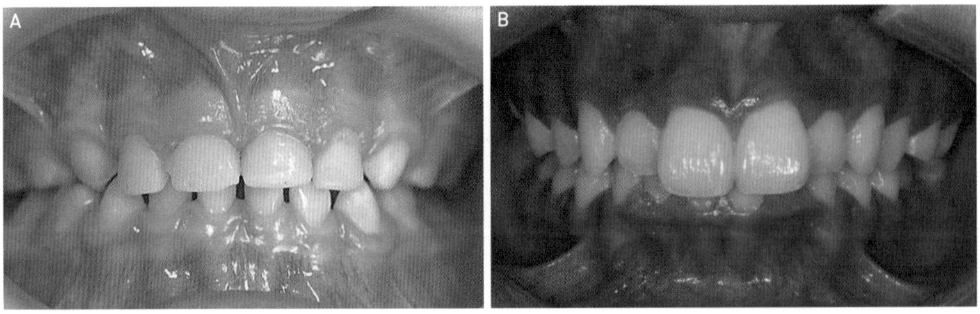

그림 8-5. 과개교합 A: 유치열 B: 영구치열

● 상하악의 전치가 맞물리지 않습니다.

개방교합(그림 8-6)이라고 합니다. 태어날 때 얼굴의 형태의 이상이 원인일 경우도 있는데, 성장 중 손을 빠는 등의 나쁜 버릇이나 구호흡 등으로 발생되는 경우도 있습니다.

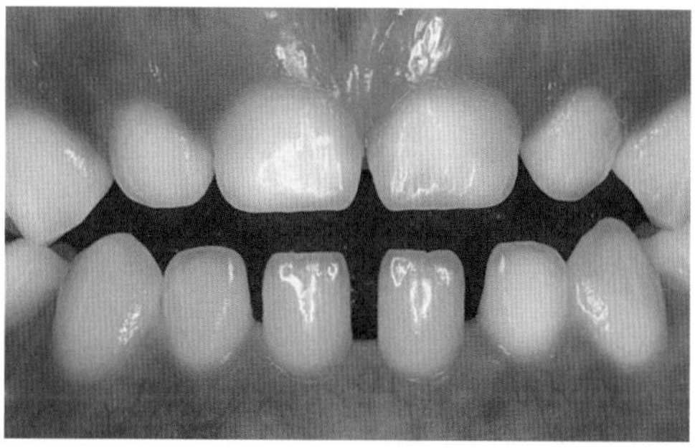

그림 8-6. 개방교합

● 아랫입술이 윗입술보다 많이 나와 있습니다.

반대교합(그림 8-7)이라고 합니다. 조속히 치료를 받아야 하는지 아닌지 치과의원에서 상담 받으세요.

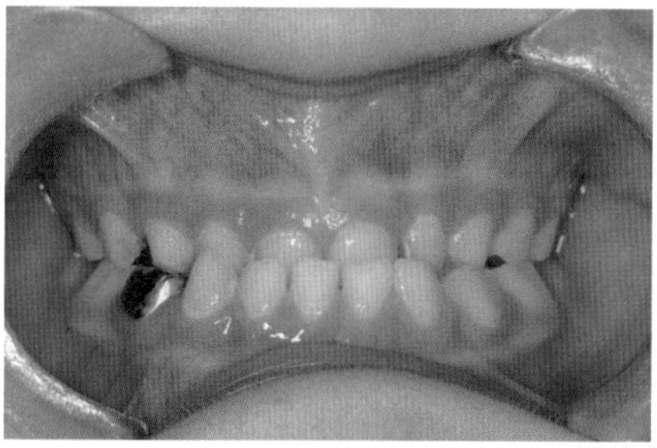

그림 8-7. 반대교합

● 어금니(대구치)의 교합이 좌우가 다릅니다.

교차교합(그림 8-8) 또는 구치부반대교합이라고도 합니다. 위턱이나 아래턱 중 어느 쪽 턱의 성장에 문제가 있는 경우와 치아배열이 원인인 경우가 있으므로 치과의사와 상담해 봐야 합니다.

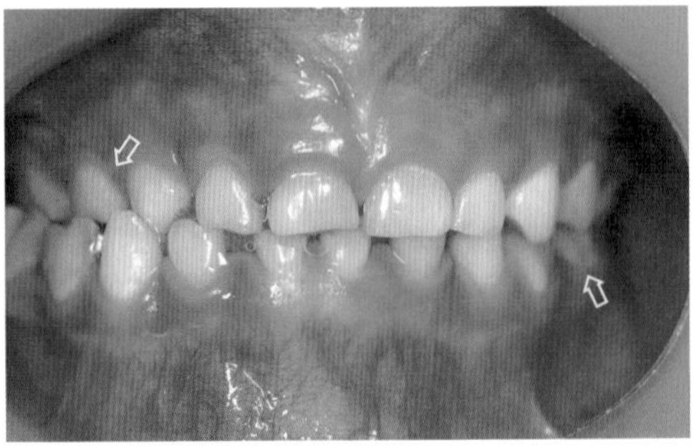

그림 8-8. 교차교합(우측 반대교합, 좌측 정상교합으로 서로 반대로 되어있습니다.)

06 치료한 치아의 이갈이

보통의 이갈이는 영구치가 유치의 치근을 흡수하면서 밀고 나와 유치가 탈락하고 나서 이어서 영구치가 나오게 됩니다(그림 8-9). 유치의 충치 치료 시 사용한 복합레진이나 아말감 등 금속은 이를 갈 때에 유치에 붙어 있는 상태로 있습니다. 근관치료를 한 유치도 이갈이할 때에 걱정이 없습니다.

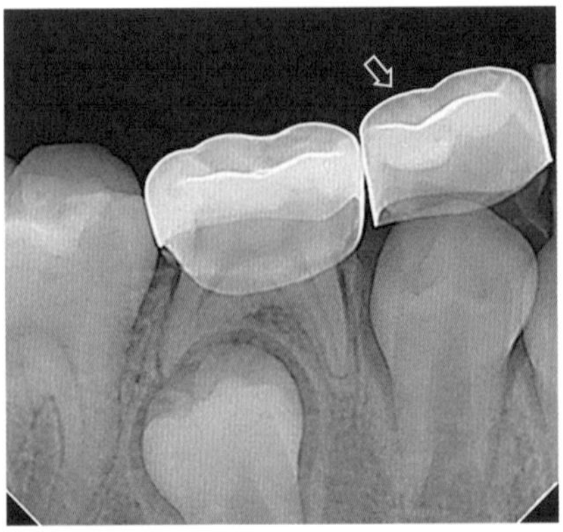

그림 8-9. 이갈이. 아래턱 소구치가 유구치의 치근을 흡수하며 나오고 있습니다.

07 영구치가 모자랍니다.

유치의 검사 시 우연히 영구치 수가 부족하다는 것을 알게 되는 경우가 있습니다. X-선 검사 시 턱뼈 속에 영구치의 치배(齒胚)가 모자란 것입니다. 드문 일은 아니며 유전이라고 생각되기도 하지만 원인은 명확히 모릅니다.

● 선천성 치아결손

가장 많이 나타나는 곳은 상악의 측절치 부위이며, 다음이 제2소구치 부위(그림 8-10)입니다. X-선 검사를 해 보면 위턱과 아래턱의 어느 한 쪽이 부족하거나 좌, 우 어느 쪽의 치아가 없거나, 또는 상, 하, 좌, 우의 4개 치아가 모두 없는 등 여러 가지입니다. 또 이외의 치아가 몇 개씩 없는 경우도 있습니다.

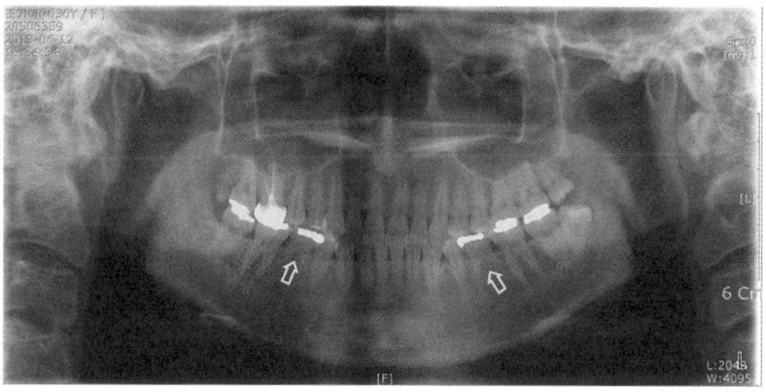

그림 8-10. 만기 잔존된 하악 좌우측 제 2 유구치 하방에 제2소구치(영구치)가 보이지 않습니다.

● 대처방법

유치를 가능한 한 보존하여 영구치가 모두 맹출되기를 기다립니다. 간혹 성장된 후에 치배가 생기는 경우도 있습니다.

08 여분의 치아(과잉치)가 있습니다.

과잉치 즉, 필요 없는 여분의 치아가 나와 있는 것으로, 대부분 상악전치 부위에서 발견됩니다. 여기 보여드리는 경우는 영구치열의 경우입니다(그림 8-11). 정상적인 치아와 같은 방향으로 나는 경우가 있으며, 반대방향으로 놓여있는 경우도 있습니다. X-선 사진을 보면 과잉치는 정상치아와 달리 원추형으로 되어 있는 경우가 많습니다(그림 8-12).

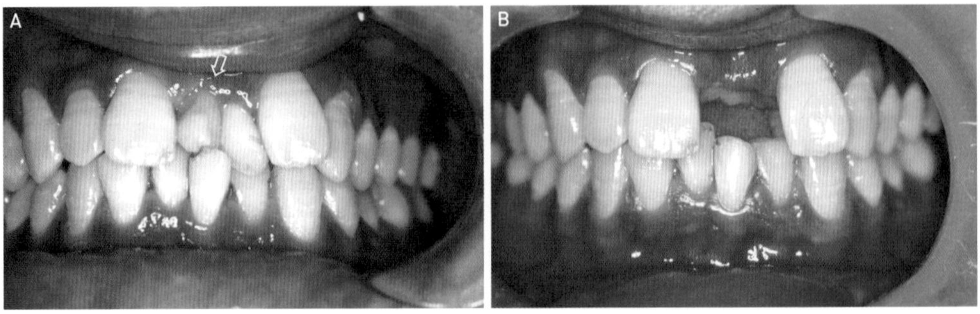

그림 8-11. 상악 전치 부위에 2개의 과잉치가 있어서(A), 발치한 모습(B)

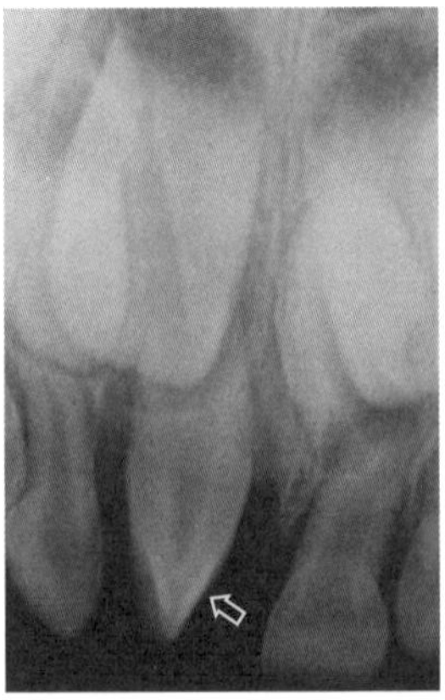

그림 8-12. 상악 유전치 사이에 있는 원추형 과잉치

● 대처방법

대부분 발견되면 뽑습니다. 놓여있는 위치에 따라서 유치의 치근을 빠르게 흡수하기도 하고 과잉치 주위에 염증이나 낭종(물혹)이 생길 수 있으므로 미리 뽑아주는 것이 좋습니다. 수술 시기는 과잉치의 위치나 어린이의 나이를 고려하여 결정하는 것이 바람직합니다.

09 치아사이의 공간이 많은 치아배열

● 치아사이의 공간은 비정상인가?

유치의 경우 공간이 있어도 이상이 있는 것은 아닙니다. 오히려 유치보다 큰 영구치가 나오는 것을 생각한다면 공간이 있는 것이 좋습니다.

10 어금니의 높이가 낮은 곳이 있습니다.

● 저위유치(低位乳齒)

유치의 치아배열에서 일부 유구치가 다른 유치에 비하여 낮은 경우 저위유치(低位乳齒)라고 합니다(그림 8-13).

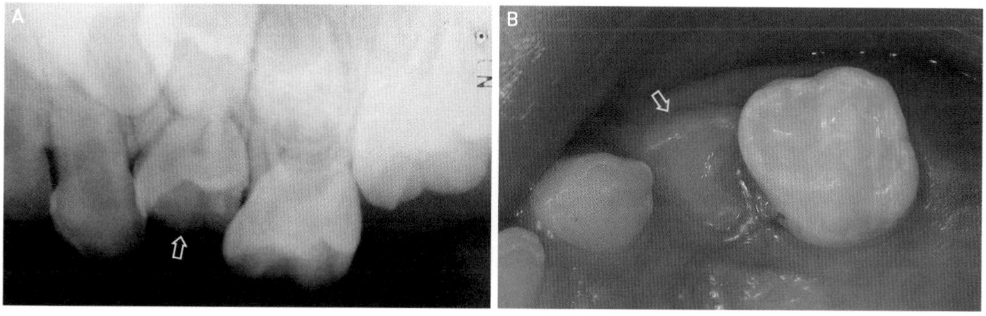

그림 8-13. A: 구내 표준용 X-선 사진 B: 구강내 소견으로 전형적인 저위교합을 보이고 있습니다.

● 원인

뒤에 따라 나오는 영구치가 선천성으로 없거나 유치의 일부가 턱뼈와 붙어서 생기는 일로 보입니다. 이 경우 원인치가 주위 치아의 높이만큼 올라오지 못하고 밑에 있기때문에 옆에 있는 치아가 그 쪽으로 경사지게 됩니다. 따라서 이 경우 치과의사와 상담하여 치료를 받아야 합니다.

● 진단과 치료

X-선 검사를 하여 별다른 장애가 없다면 경과를 관찰하면 됩니다. 그렇지만 다른 장애의 원인이 된다면 발치하여야 합니다.

11 식사 시 자세가 중요합니다.

● 먹는 기능은 기억해 가는 일입니다.

언어학습과 마찬가지로 이유기부터 입의 감각이나 손가락의 움직임을 뇌가 기억하여 다음과 같은 과정을 거쳐서 체득하게 됩니다.

① 음식을 집어서 입에 넣는 일
음식을 눈으로 확인하고 손이나 숟가락 등을 사용하여 입까지 집어 올린 것을 입술로 물거나 전치로 씹어 자르는 일 등을 기억하게 됩니다.

② 저작기능(씹는 일)
음식을 어금니로 씹어서 타액과 잘 섞어 혀 위에 모으는 일을 기억하게 됩니다.

③ 연하기능(삼키는 일)
혀와 위턱으로 잘 음식을 씹어서 삼키는 일을 기억하게 됩니다.

● 목이나 머리의 근육을 제대로 사용되지 않고

먹는 자세가 나쁘면 필요 이상의 긴장이 나타나 입술이나 혀를 무리하게 움직이게 되어 올바른 기능도 몸에 익혀지지 않습니다.

● 가정에서 해야 할 일

① 지나치게 부드러운 의자에 앉히지 말고 식탁과의 높이를 조절하고 발에는 양다리가 닿을 수 있는 받침을 놓아주면 쉽게 안정된 자세를 잡을 수 있습니다.

② 부드러운 음식만으로 씹는 일이 적어지거나, 물이나 우유와 함께 삼키는 것은 좋지 않습니다. 잘 씹어야 침도 많이 나와서 능숙하게 삼킬 수 있습니다.

③ 식탁에서는 천천히 잘 씹어서 맛을 음미하면서 식사를 할 수 있도록 가르칩니다. 식사 중에는 TV를 끄는 것이 좋겠습니다.

④ 리듬이 있는 식생활은 식욕을 증진시키며 가족의 단란한 식탁은 먹는 기쁨을 증가시킵니다.

12 먹는 것이 느립니다.

● 식사는 단순히 먹는 동작만이 아니라 음식이나 먹는 일에 대한 흥미, 맛에 대한 관심, 주변 사람들과의 조화 등 여러 가지 의미를 가집니다. 이것이 합쳐져서 먹기라는 행동이 됩니다.

● 먹는 것이 늦는 이유를 생각해 봅니다.

① 먹는 일에 집중이 안 됩니다.
② 음식이나 먹는 일에 흥미가 없습니다.
③ 어금니로 씹지 않고 앞니로 씹는 버릇이 있습니다.
④ 삼키는 감각을 충분히 기억하고 있지 못합니다.
⑤ 식기 사용이 익숙하지 못하여 음식을 잘 쏟습니다.

● 먹는 것만의 문제가 아닐 수도 있습니다.

집이나 어린이집, 학교에서도 먹는 것이 느려서 항상 주의만 받는 어린이는 발달의 균형이 좋지 않아서 집중력이 떨어지거나 서툴러서 일정하게 씹어 먹는 것을 잘 기억하고 있지 못하기 때문으로 생각됩니다.

● 가정에서 해야 할 일

① 야단을 쳐도 그다지 효과가 없습니다. 야단쳐서 음식을 씹지 않고 그냥 삼키는 버릇이 생기거나 더 싫어하게 되는 역효과가 나타나서는 안 되겠습니다.

② 운동이나 집단생활 속에서 협동력이나 적극성을 가질 수 있도록 기회를 만들어 주는 방법도 좋습니다.

13 유행성 이하선염이 생긴 어린이의 치아의 치료

유행성 이하선염은 귀밑에 있는 침샘인 이하선이 부어 통증을 나타내는 전염병이지만 입을 움직이면 귀 주위가 아프기 때문에 치아나 턱의 질병이 아닌가하여 치과를 찾는 경우가 있습니다. 특히 치과치료 중에 유행성 이하선염에 걸린 경우 "치료한 치아가 다시 아파졌다."고 오해하는 경우가 생길 수 있습니다.

● 생각해 봐야 할 점

1. 이하선염 자체의 통증이 심하므로 치료 중에라도 치과의사와 상의하여 이하선염이 나을 때까지 치아치료를 연기하는 것이 좋습니다.
2. 보통 때와 마찬가지로 칫솔질은 하지만 아프면 무리하게 참으며 하지 않아도 됩니다. 할 수 있는 만큼합니다. 구강청결제를 사용하는 것도 좋습니다.

14 수두와 치아의 치료

수두는 수포를 가진 빨간 발진으로 입안이나 얼굴, 머리, 피부, 음부에까지 전신적으로 나타납니다. 발진은 2~3일 경과 시 가장 심해지며, 그 후에 말라서 검은 딱지가 생깁니다. 입안에도 1주일 정도 지나면 좋아집니다.

● 생각해 봐야 할 점

1. 치아 치료 중이었다면 수두가 나을 때까지 연기합니다.
2. 입안에 생긴 수두는 매우 아프므로 자극이 적은 음식을 주는 것이 좋습니다. 특별히 먹어서 안 되는 음식은 없습니다.
3. 칫솔질이 어렵다면 입가심 정도로도 괜찮습니다.

15 아래 입술에 종창이 생겼습니다.

점액낭종이라고 하는 물주머니일지 모릅니다. 부은 부분이 투명하고 속은 점액으로 가득 차 있습니다(그림 8-14). 이 부위가 터지면 또 생기고, 터지면 또 생겨서 반복됩니다. 점점 커져서 불편하면 치과의사와 상의하여 제거하여야 합니다.

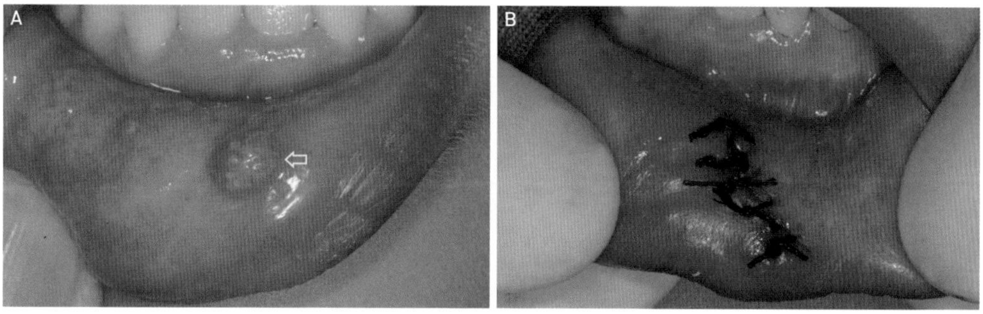

그림 8-14. 하순의 점액낭종(A)과 수술 후 모습(B)

장애아와 치과치료

» 발달이 늦은 어린이

신체적으로나 정신적으로 발달 장애가 있거나, 심장에 문제가 있는 어린이가 있습니다. 원인은 여러 가지이며, 장애나 기형의 정도도 다양하지만 정상 어린이와 마찬가지로 대하는 것이 중요합니다. 발달 장애는 그 원인에 따라서 치아가 나오는 방법이나 치아의 배열 및 교합에도 영향을 줍니다.

또 충치가 있으면 치료 시 너무 움직여서 정확한 치료가 어려운 경우도 있습니다. 그러므로 예방과 관리에 중점을 두어야 합니다.

» 전문의의 진단이 필요한 경우

충치뿐만 아니라 발음, 음식 먹기, 또는 표정 등의 입의 기능발달에도 장애를 주는 경우가 많으므로 장애와 관련된 문제에 대하여 전문의와 상담하는 것이 좋습니다.

» 전신마취 하에 치료

충치 치료를 위하여 전신마취를 하는 경우도 많이 있습니다. 전신마취로 한 번에 모든 치료를 안전하게 할 수 있기 때문입니다. 전문의와 상의한 후에 시행합니다.

사람 앞에서 말하지 않습니다.

가족과는 잘 말하면서 타인과 있으면 한 마디도 하지 않는다든지, 유치원이나 외출해서는 입을 열지 않는 어린이가 있습니다. 심한 경우 말하지 않을 뿐만 아니라 표정도 굳어 있거나 교실 입구에 선 채로 움직이려하지 않는 경우도 있습니다.

» 대처방법

말을 잘 하지 않는 경우 무리하게 말을 하게 하는 것은 해결방법이 안됩니다. 어린이 자신이 자아발달에 문제가 있는 경우가 많으므로 우선 심리적으로 성장할 수 있도록 도와주어야 합니다. "말하지 않는다."라는 현상에만 너무 집착하지 마세요.

» 소아청소년과 의사와 상담하는 것도 좋습니다.

어린이에게 심리적 치료를 하거나, 부모도 함께 적절한 관계 형성 방법을 배워 실행하면 개선될 수 있습니다. 자아발달을 위해서는 시간이 필요합니다. 서두르지 말고 대처하는 것이 중요합니다.

대화의 발달과정

» 대화가 안됩니다.

예를 들어 어린이가 아버지로부터 장난감을 선물로 받았을 경우 “어제 아버지한테서 무슨 선물받았니?”하고 물으면 “네, 장난감이요”하고 대답하는 것이 보통이지만 대화가 안 되는 어린이의 경우는 “응, 사주셨어”라든가 더 심하면 “아버지가”라든가 하여 대화의 형태를 만들지 못하는 경우를 말합니다. 대화란 자신이 상대방으로 받은 질문을 이해하고 뭐라고 답하는 것이 좋을지를 생각하여 적절한 말을 찾아서 연결하여 그것을 말로 표현하여 상대방에게 전하는 것을 말합니다.

» 말 뿐의 문제만은 아닌 경우도 있습니다.

5~6세가 되어도 대화가 안 된다면 빠른 시일 내에 소아청소년과 의사와 상담해 보는 것이 좋습니다.

» 말로 한 지시를 알아듣지 못합니다.

집단생활에서는 선생님의 말로 한 지시를 이해해야 하지만 선생님이나 부모가 무엇을 지시해도 이해하지 못한 얼굴표정으로 자기 마음대로 노는 어린이가 있습니다.

» 우선 원인을 명확하게 알아야 합니다.

이해는 했지만 하고 싶지 않은 경우는 자기 생각대로 행동하는 성격이거나 지시에 따라야 된다는 것을 경험적으로 잘 모르는 경우로 생각됩니다. 정말로 지시를 이해하지 못하는 경우라면 발달상의 문제로 생각됩니다. 또한 지시를 어느 정도 이해했는가를 알아보는 일도 중요합니다.

» 대처방법

- 성격이나 경험부족이 원인인 경우는 집단의 분위기에 친숙하게 되도록 도와줍니다.
- 발달에 문제가 있는 경우 사회성이나 대인관계, 운동능력 등에도 영향을 미칩니다. 전체적인 발달을 이룰 수 있도록 하는 일이 중요하며 전문의의 진단을 받도록 합니다.
- 말을 거는 것이 중요합니다. “앉자”라고 말하면서 직접 앉히는 등 내용을 명확히 인식시키기 위한 방법을 이용합니다. 단, 무리하게 하는 것은 금물입니다.

치아와 발음

마찰음 ㅅ, ㅈ, ㅍ 등은 전치가 없으면 발음하기 어려운 경우가 있습니다. 유치를 발치하기 전에 정확하게 발음을 한다면 영구치가 나올 때까지 잠시 동안 발음이 잘 안 돼도 영구치가 나오면 원래대로 능숙하게 발음하게 되므로 걱정할 필요가 없습니다.

9

6세 어린이

01 6세 구치가 나왔습니다.

● 6세 구치는 처음 나오는 어른 치아(영구치)입니다.

6세 구치는 제1대구치로 유치 어금니(유구치)의 뒤쪽에 나오며, 이 치아는 제일 크고 씹는 힘도 가장 강한 치아입니다. 반면 충치가 가장 생기기 쉬운 치아이기도 합니다.

02 6세 구치의 충치예방

● 6세 구치에 충치가 생기기 쉬운 이유

1. 유구치의 후방에 생기기 때문에 처음 나올 때부터 치아가 있는지 잘 모릅니다.
2. 완전히 나올 때까지 1년에서 1년 6개월 정도 걸립니다.
3. 유구치 후방에 나오므로 칫솔질하기가 어렵습니다.
4. 치아의 교합면의 홈(groove)이 깊고, 복잡합니다.

● 6세 구치를 잘 닦습니다.

작은 칫솔을 이용하여 6세 구치의 교합면을 포함하여 골고루 잘 닦아줍니다.

● 치과의원에서 할 수 있는 충치예방

1. 불소도포(그림 9-1)
   치아가 나오는 상태에 맞추어서 불소를 도포합니다.

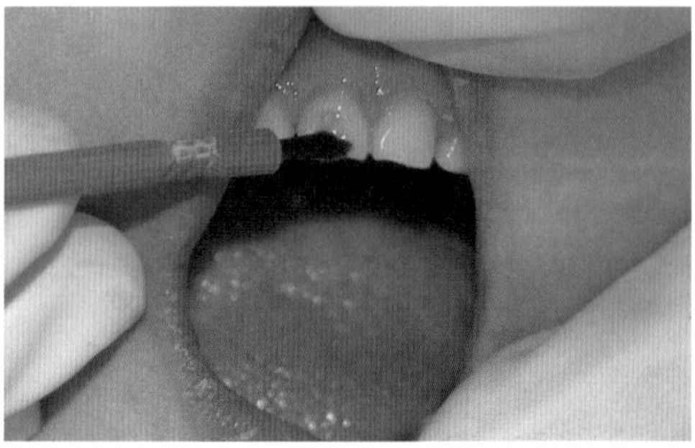

그림 9-1. 불소도포

② 치아의 깊은 홈을 예방적으로 충전해줍니다(그림 9-2).

6세 구치의 교합면이 보이기 시작하면 불소가 함유된 글래스아이오노머라는 임시 충전재를 홈에 넣어 음식물들이 축적되어 부패됨으로써 충치가 발생되는 것을 예방해 줍니다. 치아가 완전히 나오면 임시 충전재를 제거하고 레진으로 봉해 줍니다. 6세 구치는 교합면뿐만 아니라 제2유구치와 접촉하는 면에서도 충치가 잘 생기므로 주의하여 관찰하여야 합니다.

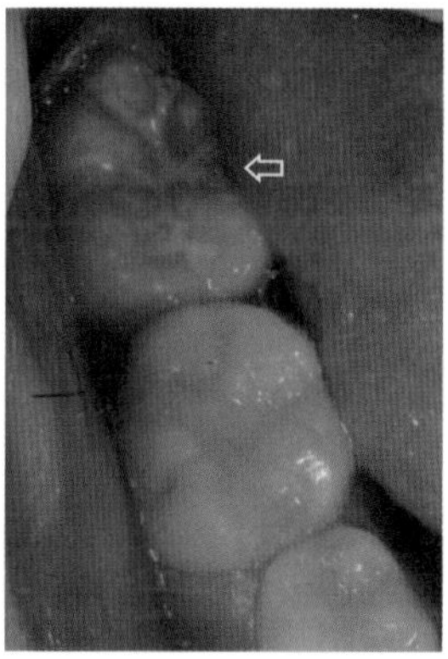

그림 9-2. 치아홈메우기

03 6세 구치가 나오지 않는 경우

● 개인차가 있으므로 6세에 반드시 영구치가 나오라는 법은 없습니다.

유치가 늦게 나온 어린이는 영구치도 늦는 경향이 있습니다.

● 전치가 먼저 이갈이를 한 경우 치과의원에 가서 진찰을 받아야 합니다.

때로 상하악의 전치 4개를 모두 이갈이를 했는데도 아직 6세 구치가 나오지 않은 경우도 있을 수 있습니다. 이러한 경우에는 치아가 못나오는 이유가 있다고 생각하는 것이 좋습니다.

● 턱뼈의 발육이 잘 되지 않아서 6세 구치가 나올만한 공간이 모자라면

비스듬하게 경사져서 나오거나 제2유구치 아래에 놓여 있기도 합니다. 제2유구치가 빨리 빠졌을 때도 영구치의 치아배열이 울퉁불퉁해지는 경우도 있습니다. 이를 예방하기 위하여 일반적으로 유치가 일찍 빠졌을 때 영구치가 나올 때까지 공간을 유지하기 위하여 공간 유지장치를 만들어 주게 됩니다(그림 9-3).

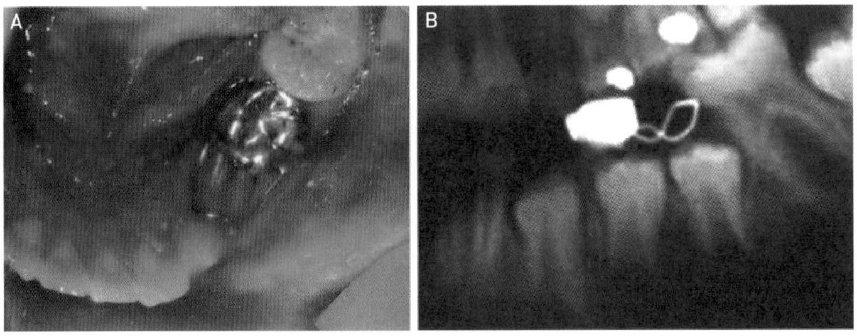

그림 9-3. 공간유지장치
A. 아래턱 좌측 제1유구치 발치 후 하방 영구치가 나올 수 있는 공간 유지를 위한 장치
B. A와 다른 환자의 X-선 사진으로 제2소구치의 맹출을 위한 공간유지장치가 보입니다.

04 6세 구치가 아프다.

● 통증의 원인이 충치인 경우가 가장 많습니다.

겉으로 보기에는 작은 충치라도 속은 깊고 큰 구멍이 생겨 있어서 통증을 느끼는 경우가 많습니다. 서둘러 치료하여야 합니다. 치관의 겉은 법랑질로 단단한 반면 속은 상아질로 비교적 약하기 때문에 충치가 생기면 빙산과 같아서 겉으로 보이는 부분은 작지만 속은 무척 크게 생겨 있습니다(그림 9-4).

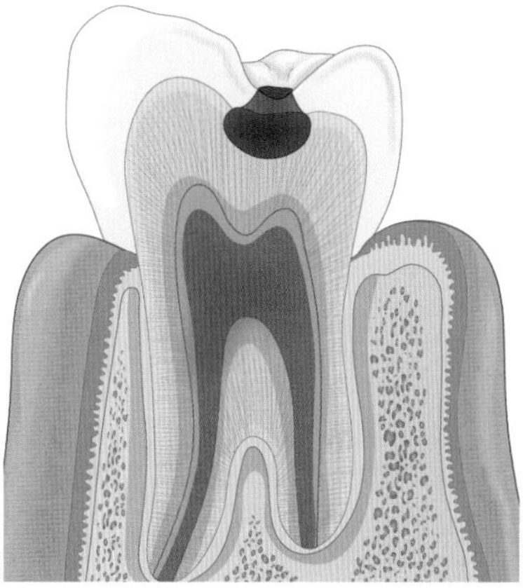

그림 9-4. 충치의 모식도. 충치의 보이는 곳은 작지만 안으로 들어갈수록 넓어집니다.

● 맹출성 치은염

치아의 윗부분에 덮은 치은이 깨물려 상처를 내고, 그곳에 세균이 침입함으로써 염증이 생겨 더욱 아프게 됩니다(그림 9-5).

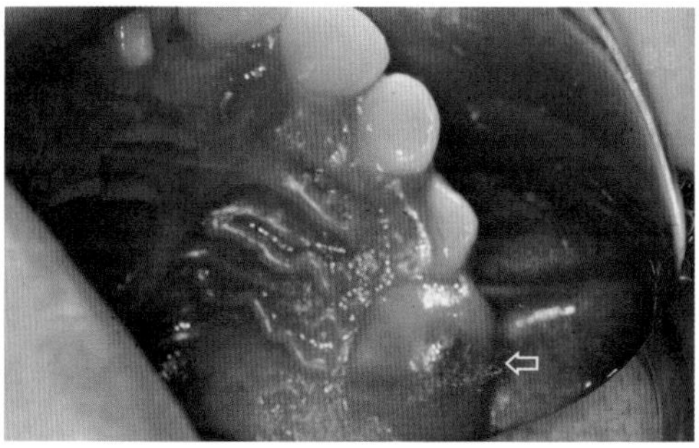

그림 9-5. 맹출성 치은염

● 6세 구치 후방부위의 염증성 유리치은판

구치의 뒷부분의 치은이 일부 교합면에 계속 남아있어 때로 저작 시 씹히게 되어 통증을 느낍니다. 보통은 시간이 지나면 자연히 없어집니다.

● 맹출성 부골

6세 구치의 치은이 절반 정도 덮여 있는 교합면 주위에 남아있는 작은 골편입니다. 달랑달랑 움직이며 씹을 때 통증이 있습니다. 통증이나 염증 등이 발생되면 치과의원에 가셔서 치료를 받아야 합니다.

05 전치가 비스듬히 나왔습니다.

● 앞니는 처음 나올 때 벌어져 나옵니다.

비스듬히 나거나 틈이 생기거나 하여 처음 나올 때는 방향도 여러 가지입니다(그림 9-6). 대개의 경우 나오는 과정 중에 치아의 방향이나 배열이 정상으로 돌아옵니다.

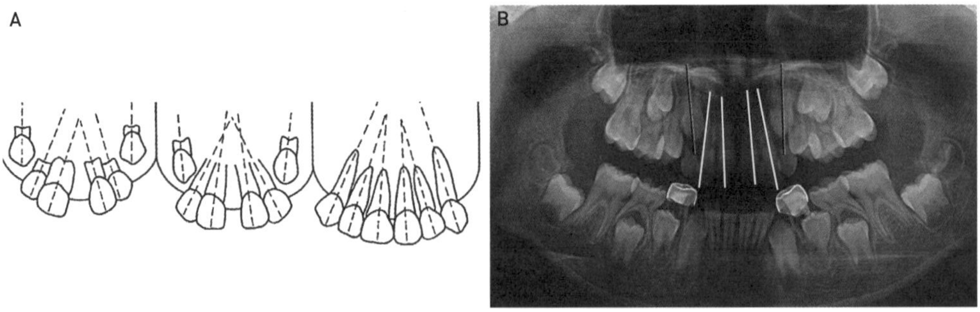

그림 9-6. 위턱의 전치가 나오는 방향
상악 전치가 처음엔 부채살 모양으로 벌어져나오다가 견치와 구치들이 나오면서 가운데로 밀어준다.
A. 치아 맹출 방향 모식도 B. X-선 사진에서 실제 치아가 나오는 모양.

06 치아의 맹출 상태를 관찰합니다.

완전히 맹출된 후에도 주위 치아와의 관계와 턱뼈의 성장에 따라 영구치의 위치나 방향이 변화되므로 특별히 문제가 없으면 전치가 다 나와서 배열될 때까지 맹출되는 상태를 관찰해보고 치아배열이 고르지 않을 때에는 전문의와 상담을 해야 합니다.

07 유치 뒤에 영구치가 나왔습니다.

아래턱 유전치 후방에 모르는 사이에 영구치가 나오는 경우가 있습니다. 이것은 유치와의 이갈이가 제대로 되지 않고 영구치가 나온 것입니다. 주로 전치부에서 잘 나타납니다(그림 9-7).

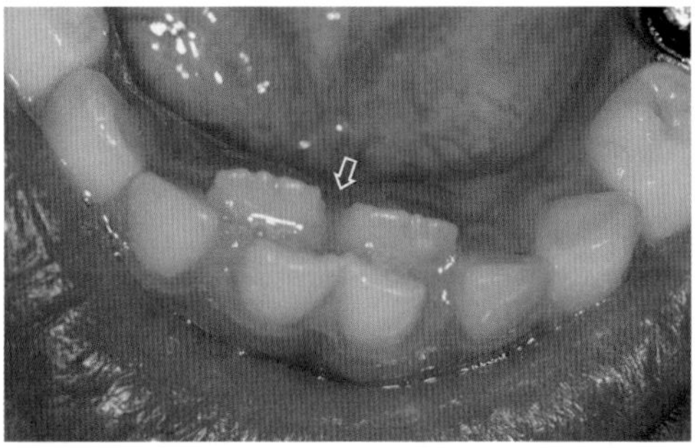

그림 9-7. 유치 뒤에 영구치가 나왔습니다.

● 대처방법

① 유치를 뽑아서 영구치가 올바른 위치로 나올 수 있도록 도와줍니다.

② 이갈이가 잘 될 수 있도록 해 줍니다.
치아의 이갈이는 잘못된 일이 아니고 성장의 한 과정입니다. 자연적인 이갈이가 이상적이지만 치과의원에서 정기적으로 진찰받으면서 제대로 이갈이를 할 수 있도록 도와줌으로써 치아배열이 흐트러지는 것을 예방해 주어야 합니다.

08 전치의 교합이 이상합니다.

● 6세 때의 교합

유치에서 영구치로 교환되는 시기가 되면 큰 영구치에 알맞도록 턱뼈도 성장해 갑니다. 동시에 아래턱과 위턱 치아의 교합이 이루어지는데 전치부에서 특히 잘 볼 수 있습니다.

① 반대교합

상악 치아가 하악 치아를 덮는 것이 정상인데, 하악 전치가 상악 전치보다 앞으로 나와 있는 경우입니다.

• 대처방법

반대교합이 심하지 않다면 교합이 완전히 이루어질 때까지 관찰해 볼 수 있으나 명백한 반대교합이라면 빠른 시일 내에 치료를 해야할지 여부를 판단해야 합니다.

② 상악전돌

위턱 치아가 앞으로 튀어나와 아래턱 치아를 수평적으로 정상보다 앞으로 더 많이 덮고 있는 경우입니다(그림 9-8).

• 대처방법

위턱과 아래턱의 성장이 맞지 않거나 전치의 위치나 경사도가 문제가 될 수 있습니다. 구호흡이나 손가락을 빠는 등의 악습관도 영향이 크므로 주의 깊게 관찰하여야 하며 위, 아래턱의 전치 8개가 다 나와서 배열될 때까지 지속적으로 치과의사의 검사를 받아야 합니다.

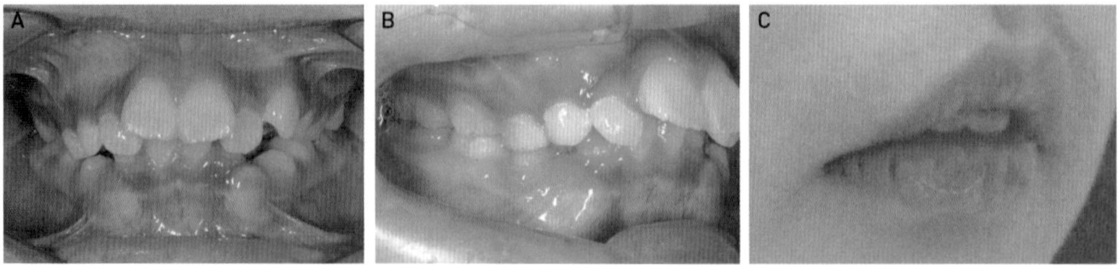

그림 9-8. 상악전돌

구강 내 정면 모습(A) 및 측면 모습(B)으로 윗니가 앞으로 돌출되어 있습니다.

C. 상악돌출의 특징적인 모습으로 아래, 위 입술이 다물어지지 않고 열려있습니다.

③ 개방교합

위, 아래 전치의 사이가 크게 벌어져 있습니다.

• 대처방법

태어날 때부터 얼굴의 형태가 원인일 경우도 있지만 손가락을 빠는 등의 악습관이나 만성 편도선 비대, 알레르기성 비염에 의한 구호흡으로 입을 다물지 못하는 경우 발생될 수 있습니다. 호흡이나 저작기능에도 영향을 주게 되므로 치과의사와 상의하여야 합니다.

09 이 시기의 영구치는 충치가 생기기 쉬운 미성숙 영구치로 약한 상태입니다.

치아의 뿌리도 아직 완전히 형성되어 있지 않으므로 큰 충치가 되면 치료가 복잡해집니다. 치아가 나온 후 즉시 불소를 도포해 줌으로써 예방효과를 높일 수 있습니다.

10 영구치의 색이 유치에 비하여 노랗습니다.

● 색깔만으로 걱정할 필요는 없습니다.

영구치의 상아질은 유기질이 많으므로 투명도가 높은 법랑질을 투과하여 노란색이 비치게 됩니다(그림 9-9).

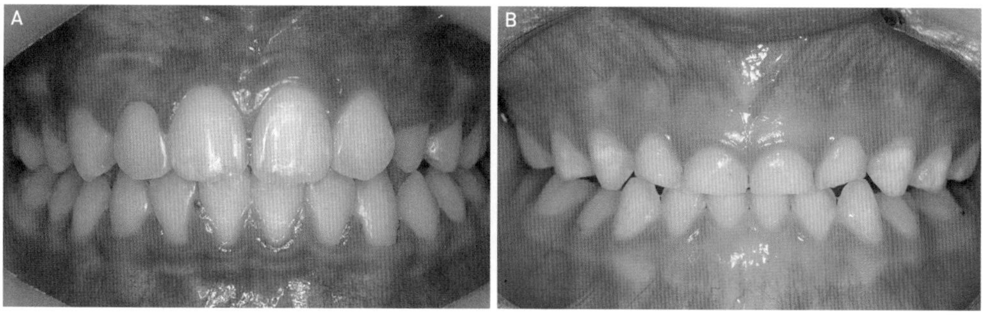

그림 9-9. 영구치(A)의 색깔이 유치(B)에 비하여 누렇습니다.

● 법랑질형성부전

턱뼈 속에서 영구치가 발육하고 있을 때 무언가의 장애를 받아 치아의 형태나 구조가 정상적으로 형성되지 않는 상태로 맹출되는 경우가 있습니다. 이를 법랑질형성부전이라고 합니다. 이때 치아의 형태가 비정상적이거나 색깔이 얼룩지거나 노란색을 띠게 됩니다.

● 대처방법

치과의원에서 정기검진을 받고 충치가 생기지 않도록 적극적인 예방조치를 받아야 합니다.

11 치아의 형태가 이상합니다.

● 상악 측절치 부위에 흔히 나타나며(그림 9-10), 치아절단면이 평면이 아니고, 원추모양입니다. 기형치입니다.

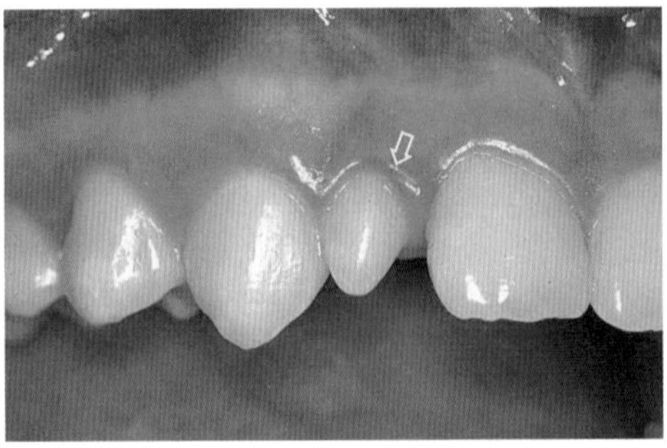

그림 9-10. 상악 우측 측절치 부위의 원추형 치아

- 치아가 처음 나올 때 전치의 절단면은 울퉁불퉁하며 뾰족뾰족한데 이것이 치아가 치은을 뚫고 나오는데 도움을 주는데 맹출된 후 차차 닳아서 없어집니다(그림 9-11).

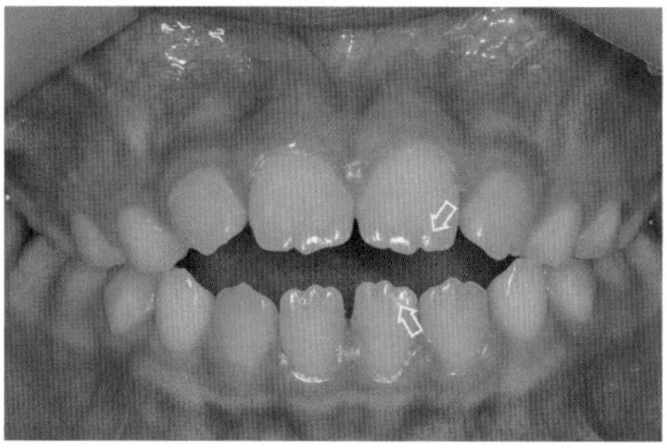

그림 9-11. 전치의 절단면이 뾰족뾰족하다.

- 과잉치가 나올 때도 있습니다. 치아의 형태나 방사선 사진을 보면 바로 알 수 있습니다(그림 9-12). 치과의사와 상담하여 치료방법을 결정하여야 합니다. 과잉치는 발치하며 나머지 치아는 교정력을 이용하여 배열하면 됩니다.

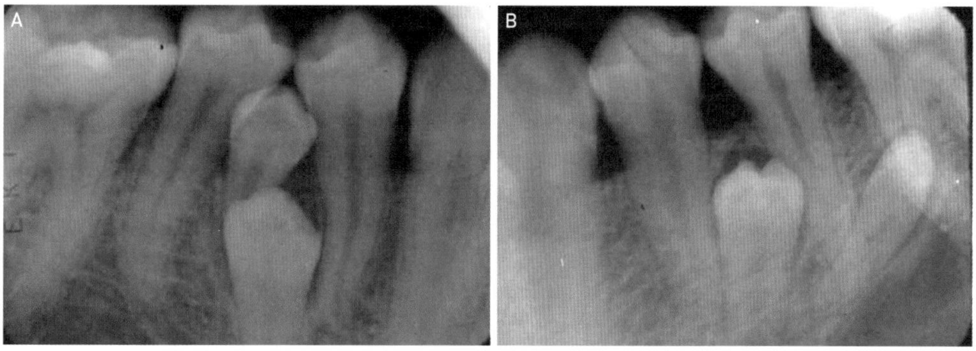

그림 9-12. 하악 우측(A) 및 좌측(B) 소구치 부위에 다발성 과잉치를 보입니다.

12 영구치의 칫솔질 방법

치아와 같은 색깔인 백색의 치태(프라그)가 치아에 덮여서 치태 속에 뮤텐스균이 충치를 생기게 하고 주위의 치은에 염증을 일으키는 원인이 됩니다.

● 치태의 상태는 스스로 검사할 수 있습니다.

치아를 혀끝이나 손가락으로 만져보면 미끈미끈한 면이 느껴집니다. 초기에는 칫솔질로 제거할 수 있습니다. 염색해 보면 확실히 볼 수 있습니다.

● 영구치의 칫솔질 방법

기본적으로 유치와 영구치의 칫솔질 방법은 같습니다. 치태가 붙기 쉬운 치아의 교합면, 치아와 치은의 경계면, 치아와 치아사이를 조심스럽게 잘 닦아야 합니다(그림 9-13).

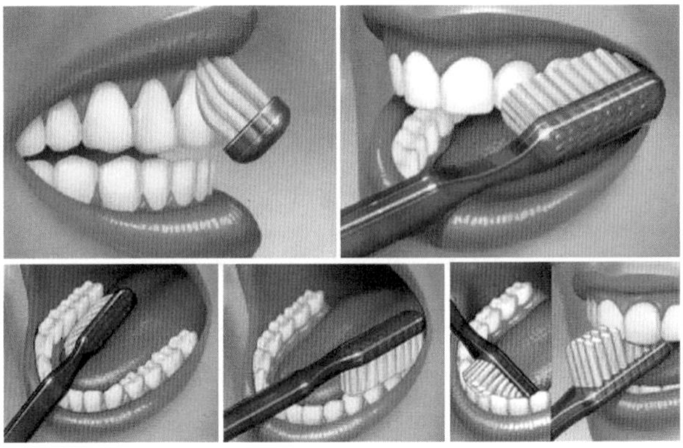

그림 9-13. 영구치 칫솔질 방법

① 6세 구치는 유치의 후방에 나오기 때문에 칫솔질하기가 어려운 치아입니다. 칫솔을 옆에서 넣어 닦습니다.

② 전치들은 치아의 뒷부분을 포함하여 골고루 닦습니다. 특히, 하악 전치의 설측(뒷부분)에 치석이 많이 생기므로 잘 닦아야 합니다.

칫솔을 쥘 때 주먹식으로 잡기보다는 연필 잡듯이 부드럽게 잡고 세밀한 부분까지 닦을 수 있도록 합니다. 여러 가지 치아를 닦는 방법이 있으므로 배우셔야 합니다.

13 흔들리는 유치가 있습니다.

● 이갈이의 시기입니다.

6세쯤 되면 아래턱 전치부터 치아를 갈게 됩니다. 특히 치아가 아프다거나, 교합에 문제가 없다면 영구치가 유치의 아래로부터 치근을 흡수하면서 올라와 유치가 흔들리면서 자연히 빠지게 됩니다(그림 9-14).

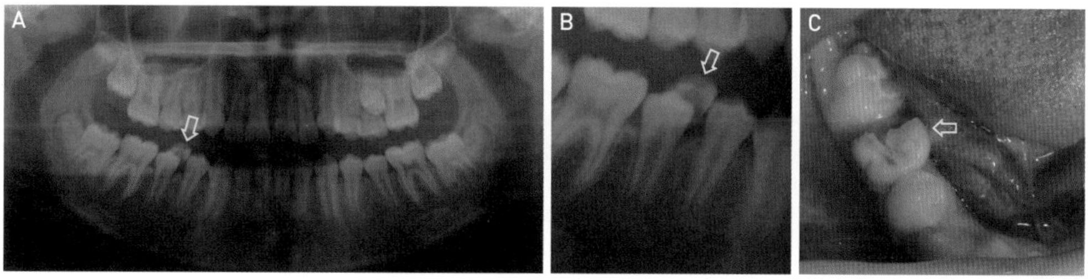

그림 9-14. 영구치가 유치의 치근을 흡수하며 맹출되는 모습
A. 아래턱 우측 제2소구치가 맹출되고 있습니다.
B. C. 거의 껍질 만 남은 제2유구치를 볼 수 있습니다.

이갈이 시기는 어린이에게 조금씩 어른이 되어간다는 사실을 알려주는 좋은 시기입니다. 흔들거리는 치아를 신경질적으로 생각하기보다는 기쁜 마음으로 받아들이도록 설명해 주세요. 유치는 아프지 않게 빠지게 됩니다.

● 걱정이 될 때는 진찰을 받아 보세요.

통증이 있거나 영구치의 치아배열에 문제가 있을 것으로 생각되면 진찰을 받으세요. 상태를 보아서 유치를 미리 빼는 경우도 있습니다.

14 치은에서의 출혈

● 이갈이를 할 때

치아가 흔들거리고 좀처럼 빠지지 않고 치은으로부터 출혈이 되는 경우가 있는데 일시적인 것으로 걱정할 필요는 없습니다.

● 치은염일 경우

치은이 빨갛게 부어서 식사나 칫솔질할 때 쉽게 출혈이 된다면 다음의 원인들이 있습니다.

① 맹출성 치은염
전치나 6세 구치가 새로 날 때에 발생되는 치은염을 말합니다. 일시적인 것으로 치아가 맹출되면 자연히 치유되므로 걱정할 필요는 없습니다.

② 불결성 치은염
칫솔질을 잘하지 못하여 치태가 쌓여서 생기는 치은염으로 치아주위의 치태를 제거해 주면 간단히 치유됩니다.

● 출혈이 잘 멈추지 않는 경우

출혈성 소인으로 출혈이 멈추지 않거나 헤파린 등 출혈을 용이하게 하는 약물을 사용하고 있을 때 피가 나는 경우가 있습니다. 전문의와 상의하여야 합니다.

15 치료받기를 꺼리는 어린이

● 극단적으로 겁이 많아 보이는 어린이

① 진료의자에는 마지못해 앉았으나 등받이가 젖혀지면 눕지 않고 일어나 버립니다.
② 치과의사가 거울로 입안을 보려고 하면 얼굴을 돌려 피합니다.
③ 입안을 보여주어도 주사기를 보면 자기 손으로 입을 막아버립니다.
④ 치아를 깎으려고 하면 거부하고 손발을 휘저으면서 몸부림칩니다.
⑤ 큰 소리로 울거나 치과의사에게 침을 뱉기도 하며 소리칩니다.
⑥ "아무것도 안하고 보기만 합니다."라고 말하면 경계하면서 얌전해집니다.
⑦ 치료를 시작하면 몸부림치면서 치료기구를 손으로 뿌리치고 지시에 전혀 따르지 않거나 기구를 집어던지기도 합니다.
이러한 행동은 단순한 불안 때문만은 아니고 한 번 무섭다고 생각하면 주위 상태를

전혀 판단할 수 없게 되기 때문입니다. 균형적인 발달에 이상이 있을 때 종종 나타납니다.

● 억지로 강압적으로 치료하는 것은 좋지 않습니다.

1. 치과치료만이 문제가 아니라고 생각됩니다.
2. 소아청소년과 전문의와의 상담이 필요할 수 있습니다.

학교검진

초등학교, 중학교의 의무교육과 고등학교 1, 2학년 때 학교보건법에 의하여 치과검진을 의무적으로 하여야 합니다.

- 이미 치료된 치아의 수와 치아의 종류 확인
- 이미 상실된 치아 수와 치아의 종류 확인
- 아직 치료받지 않은 충치 수와 치아의 종류
- 교합의 이상 유무
- 턱관절의 이상 유무
- 치은염의 유무와 구강청결상태

검진결과는 개별적으로 통지되는데 치료나 관찰이 필요한 치아나 질병이 있으면 안내서에 치과검진을 받도록 권고를 받게 됩니다. 치료권유를 받으면 될 수 있는 한 빨리 치료받도록 합니다. 치과의원에서 검사 시 충치가 더 많거나 또는 거꾸로 더 적어서 이상하게 생각할지 모르나 그것은 약간의 차이가 있을 수 있습니다.
학교에서의 검진은 건강진단이 목적으로 학교생활에 지장은 없는지와 치료를 받아야 하는 것은 없는지를 검사하는 방법으로 스크린 조사라고 하며 의원이나 병원에서의 검진은 질병의 진단을 위한 세밀한 검사로서 검진결과가 다를 수 있는데 어느 쪽이든 모두 의미가 있습니다.

관찰이 필요한 치아(요관찰치)

예방을 목적으로 치아를 치료하지 않고 계속 관찰해 보자는 초기 충치가 있는 치아를 말합니다. 치료안내서에 이 요관찰치가 있으면 치과의원을 방문하여 지도를 받도록 합니다. 그대로 방치하면 충치가 심해질 수 있습니다.

읽기, 쓰기, 철자의 문제

개인차가 있겠지만 5~6세가 되는 어린이들은 숫자나 문자를 읽는 것에 흥미를 가지고 있어서 한 번 관심을 가지면 놀라울 정도의 속도로 익숙하게 됩니다.

1. "읽기"에 대해서는 한자, 한자 더듬어 가며 읽는 단계로부터 단어를 읽게 되고 그리고 문장을 읽게 됩니다. 이때에는 읽기뿐만 아니라 내용 읽기와 듣기도 능숙해집니다.
2. "쓰기"는 처음에는 모양의 특징을 기억하게 되고 쓰는 순서나 크기도 일정하지 않습니다. 연필을 잘 잡지 못하여 꾸불꾸불한 선이 되고 압력도 조절할 수 없습니다. 그러나 익숙해지면 쓰는 순서를 기억하게 되고 글씨의 형태, 크기, 선의 방향 등을 감각적으로 정확하게 맞추어 쓰게 됩니다. 또한 필기구와 종이의 종류 그리고 종이를 놓는 장소 등에 따라 적절한 압력을 가하여 쓰게 됩니다. 이 같은 변화가 나타나기까지 그렇게 오래 걸리지 않았습니다. 약 5개월 경과 후 그림 9-15에서 보는 것처럼 완전한 하나의 작품으로 생신 카드를 만들 만큼 성장하였습니다. 이 시기의 발전은 눈에 띌 정도로 변화되므로 부모의 큰 관심이 필요합니다.

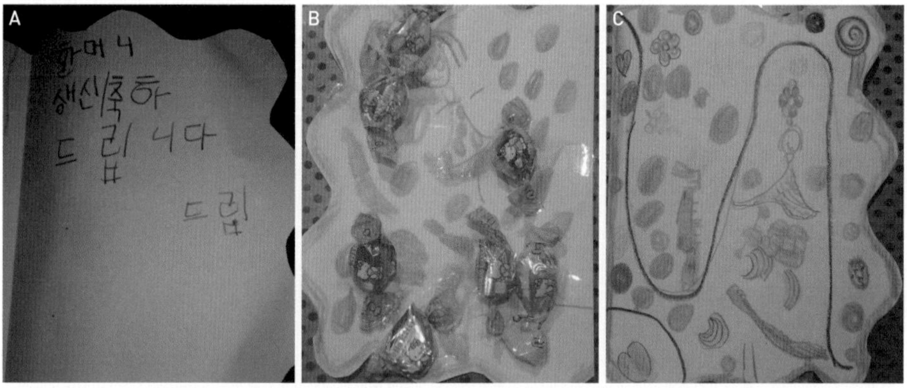

그림 9-15. A, B, C. 5개월 후 쓰기, 그리기와 만들기의 발달 모습

3. "철자"는 가장 어려운 부분으로 쓰고 싶은 내용을 종합하여 필요한 단어를 찾아서 조립하여야 하므로 매우 복잡한 과정을 거쳐야 합니다.

   즉, 읽거나, 쓰거나 하기 위하여서는 눈, 귀, 손 등의 협동운동이 필요하고, 생각, 기억, 표현하는 능력이 균형있게 발달하지 않으면 안 됩니다. 능숙하게 읽기는 하지만 내용을 잘 모르거나 읽는 도중에 갑자기 행을 건너뛴다면 이러한 균형이 맞지 않은 것입니다. 생활행동 전체를 관찰하여 학교선생님과 상담할 필요가 있습니다.

ㅅ, ㅈ, ㄹ 등의 발음이 정확치 않습니다.

먼저 어린이의 발음 상태를 다음과 같은 점에 관심을 가지고 잘 관찰하여야 합니다.

1. 틀려도 자기 스스로 다시 말하거나 단어에 따라서는 올바르게 말하는가? 한다면 자신의 발음의 옳고 그름을 판단할 수 있고, 발음하는 방법도 일단은 알고 있는 것이므로 점차 좋아질 것입니다.
2. 틀리는 것이 언제나 틀리지는 않나요?
3. 들어서 잘 분간을 못하여 올바른 발음과 그릇된 발음을 구별하지 못하는 것은 아닌가요?
4. 글자와 혼동이 있어서 발음한대로 글자를 쓰지는 않나요?

2, 3, 4의 경우에는 자신의 발음이 틀린 것을 모르고 있거나 또는 알아도 발음방법을 모르는 상태라고 말할 수 있습니다. 발음지도가 필요할 수도 있습니다.

» 방치하지 않는 것이 좋습니다.

잘 발음하지 못한다고 하여 이에 신경을 써서 말하기를 꺼려하거나 유치원이나 학교에 가기를 싫어하는 경우에는 그대로 놔두지 말고 될 수 있는 한 빨리 전문가와 상의합니다.

» 상담

소아청소년과 전문의나 언어병리사 등 전문가와 상담하여야 합니다. 어린이의 연령이나 성격, 발달상태 등을 고려하여 발음지도를 하는 것이 좋은지 판단합니다. 필요하다면 전문가의 지도를 받는 일과 함께 가정에서 지도하는 방법도 배워야 합니다.

10

7세부터 9세까지

01 전치가 나오지 않습니다.

치아가 나오는 연령에는 개인차가 있지만 반대편의 같은 치아가 맹출된 후 반년 이상이 지난 다음에도 맹출되지 않으면 먼저 세밀한 검사가 필요합니다.
X-선 사진을 찍어 자세히 조사한 후에 치료방침을 결정하여야 합니다.

● 치아에 따라 원인이 다릅니다.

1. 태어날 때부터 치아가 없는 경우
2. 유치의 치근이 제대로 흡수되지 않은 경우
3. 치은이 단단하거나 치아의 형태가 비정상인 경우
4. 치아종(구강 내 가장 많이 발생되는 양성 종양: 다수의 작은 치아 모양)이 정상치아의 맹출을 방해하는 경우(그림 10-1)

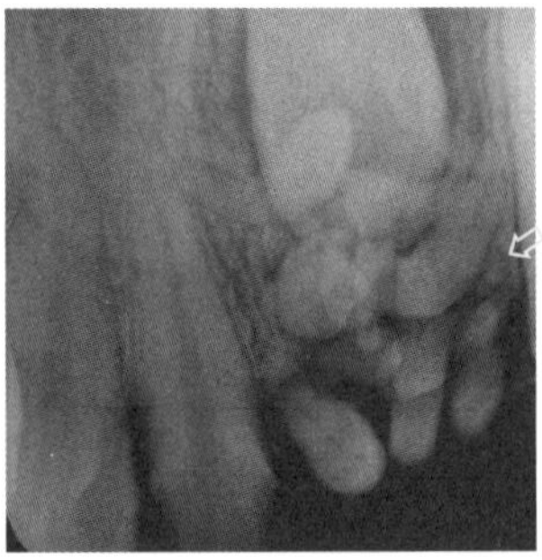

그림 10-1. 다수의 과잉치(치아종)가 정상치아의 맹출을 방해하는 경우

5. 영구치의 위치나 맹출 방향이 비정상인 경우(그림 10-2)

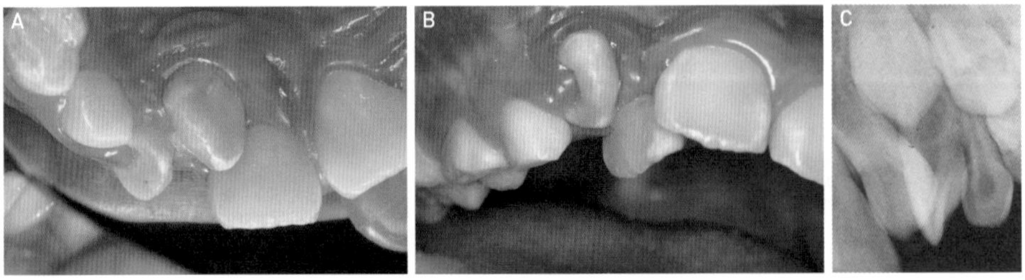

그림 10-2. 영구치의 위치나 맹출 방향이 비정상인 경우

⑥ 매복된 치아에 낭종 등 병소가 생긴 경우

매복된 아래턱 좌측 견치에 낭종이 생겨, 아래 그림과 같이 치료하고 매복된 치아를 보존할 수 있습니다(그림 10-3).

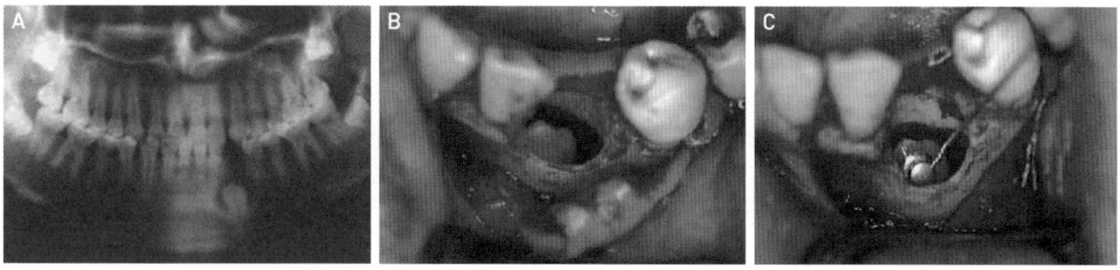

그림 10-3. 아래턱 좌측 견치에 발생한 함치성 낭종으로 인하여 치아가 맹출하지 못한 경우의 치험 예
파노라마 소견(A)에서 아래턱 좌측 견치가 매복되어 있으며, 주위에 경계가 명확한 방사선 투과성의 상(함치성 낭종)이 보입니다. 낭종을 제거하고(B), 매복된 견치에 교정 장치를 사용하여 제자리에 끌어 올리고 있습니다(C).

02 전치의 치아배열이 고르지 않습니다.

● 치아의 배열이 고르지 못한 이유

① 영구치의 크기에 적합한 턱뼈의 성장이 이루어지지 않은 경우(그림 10-4)
② 유치가 적절한 시기에 빠지지 못한 경우
③ 과잉치가 있는 경우
④ 상순과 치은을 연결하는 상순소대가 두껍고 낮게 부착되어 있어서 전치의 치아배열이 고르지 못한 경우

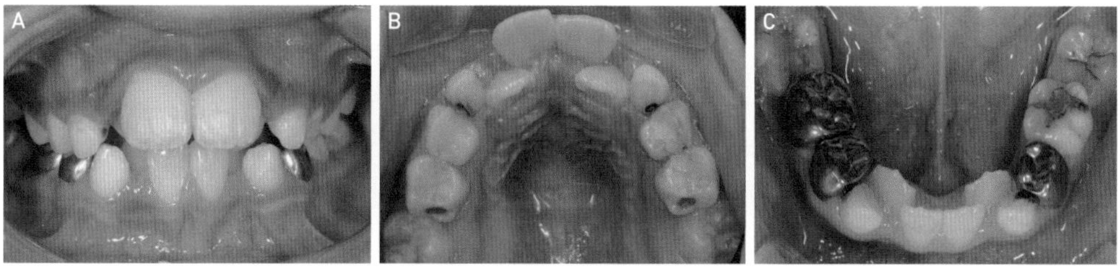

그림 10-4. 8세 어린이로 아래. 위 턱의 앞니가 울퉁불퉁하게 배열이 되어 있습니다.
A. 정면 B. 위턱 C. 아래턱

● 개방교합

상하악의 전치가 서로 맞물리지 않고 사이가 크게 벌어진 경우입니다. 위, 아래턱의 전치가 나올 때부터 개방교합의 발생 가능성을 알 수 있지만 대구치가 나오면서 더 확실하게 알 수 있습니다. 물론 개방교합이 진행됨에 따라 잘 씹지도 못하고 입을 다물지 못하는 상태가 됩니다. 그대로 두면 말할 때나 음식물을 씹을 때 제대로 기능을 할 수가 없습니다.

● 원인

① 손가락 빨기나 입술, 연필 등을 씹거나 빠는 버릇이 있는 경우
② 태어날 때부터 선천적으로 발생하기도 합니다.
③ 만성 편도선 비대나 알레르기성 비염에 의한 구호흡으로 인한 경우

● 대처방법

알레르기나 만성 편도선비대가 있으면 기능의 개선이 어려운 경우가 있으므로 전문의와 상담하여야 합니다.

03 소구치가 나오지 않습니다.

소구치가 나오지 않는 경우가 있습니다.

● 원인

① 전치의 경우와 마찬가지로 원래 선척적으로 치배가 없는 경우
② 특히 소구치가 맹출되기 전에 낭종 등이 발생되어 제거해야 하는 경우가 있습니다.

● 대처방법

선천적으로 없는 경우는 다른 치아가 나오는 상태를 잘 관찰하여 나중에 치료방법을 선택하면 되겠지만 낭종이 생긴 경우 낭종적출술이 필요합니다.
7세 남자 어린이의 우측 위턱 소구치부위에 발생한 함치성 낭종의 치험예입니다(그림 10-5).

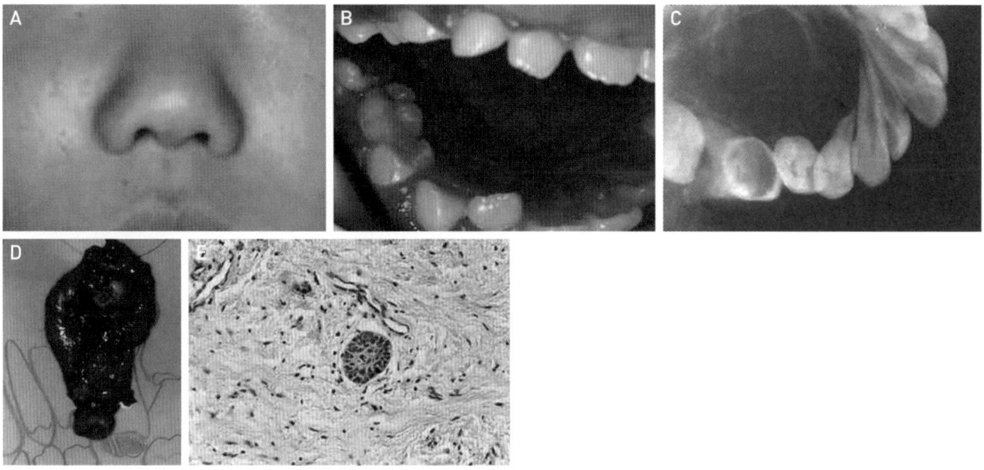

그림 10-5. 위턱 우측 소구치부에 발생된 함치성 낭종
A. 우측 눈 하방에 약간의 종창이 보입니다. B. 구강 내 사진에서 위턱 우측 소구치의 배열이 나란하지 않고, 제1소구치가 보이지 않습니다. C. X-선 소견에서 경계가 비교적 명확한 방사선 투과성 상이 보입니다. D. 적출된 낭종 내에 원인치(제1소구치)가 보입니다. E. 병리조직학적 소견으로 원주상의 낭종성 상피세포층이 관찰됩니다.

04 영구치의 충치예방

유치에서 영구치로 교환되는 시기이므로 치아배열이 복잡하여 치태가 잘 붙어 떨어지지 않아서 칫솔질에 어려움이 있습니다. 치아가 나는 순서도 다양하므로 교합면도 울퉁불퉁합니다.

● 칫솔질을 골고루 잘 해주어야 한다.

치아는 치관의 가장 볼록한 부분이 서로 맞닿아서 접촉점을 만들어서 음식물이 축적되는 것을 막아주는데, 교합면의 높이가 다르면 접촉점이 형성되지 못해서 음식물이 많이 축적되게 됩니다. 그러므로 높이가 서로 다른 치아를 닦기 위하여서는 세밀하게 칫솔로 닦아주어야 합니다.

● 집에서의 충치 예방

① 우선 칫솔질이 가장 중요합니다. 매 식사 후 닦아주어야 합니다. 학교 공부 등으로 바빠지는 나이이지만 식사 후에 반드시 닦고 잠자기 전에도 반드시 닦아야 합니다.

② 칫솔의 역할도 중요합니다. 칫솔모 끝이 벌어지지 않은 새 것을 사용하여야 합니다.

③ 보조기구에서 설명드렸지만 특히, 치실을 잘 사용하는 것이 치아 건강 유지에 좋습니다. 치아와 치아사이는 치실을 사용하여 깨끗이 해줄 수 있습니다.

④ 치약은 어린이가 먹어도 괜찮은 것을 골라서 사용하는 것이 좋겠습니다.

⑤ 칫솔질을 하지 않을 때에도 입가심은 꼭 하도록 하세요.

⑥ 간식 횟수가 늘어나는 시기인데 간식을 많이 할수록 충치가 생기기 쉽습니다.

05 치과의원에서의 충치 예방

① 치아의 교합면이 구강 내로 나오면 예방조치로 깊은 홈을 레진 등으로 봉해줍니다.

② 불소를 도포하여 치아의 법랑질을 강하게 해 주어야 합니다.

③ 칫솔질 방법과 치아건강에 유익한 음식에 대하여 지도하여야 합니다.

06 치아가 외상을 받아서 부러졌습니다. 또는 빠졌습니다.

멩출한 지 얼마 안 된 영구치가 부러지거나 빠졌을 때는 바로 치과의원에 갑니다. 치아를 보존할 수 있는 방법이 있습니다.

● 치아가 부러졌을 경우

① 우선 입안을 깨끗이 합니다.

② 파절된 정도에 따라 치료를 하게 됩니다(그림 10-6, 7).

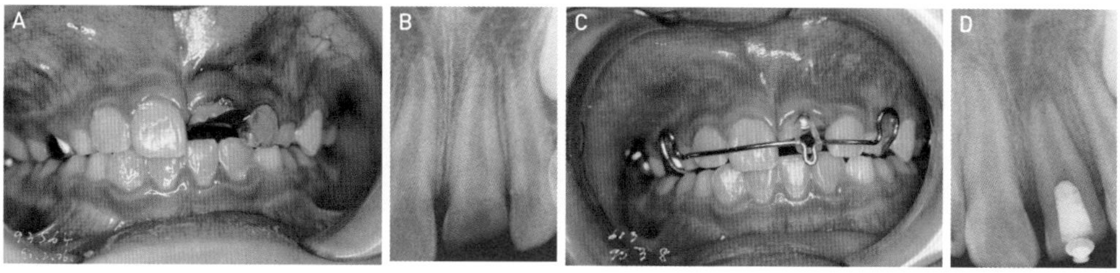

그림 10-6. 신경에 근접하여 파절된 치아의 치료
A, B. 치관이 파절된 치아
C, D. 근관치료 후 교정 장치를 이용하여 교합면 상으로 잡아 당겨 상부에 보철치료가 가능할 정도까지 당겨진 후 인공치관을 제작하여 사용할 수 있다.

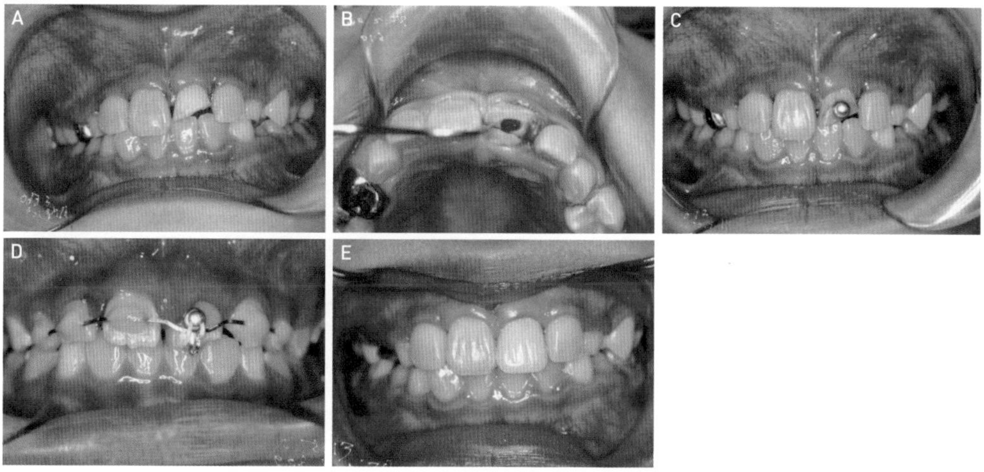

그림 10-7. 치관이 파절된 치아의 교정 치료
A, B. 파절된 치관 C, D. 교정장치를 부착한 모습 E. 적절한 위치로 당겨 놓은 후 치관을 형성

● 치아가 함입된 경우

① 출혈이 심한 경우에는 탈지면이나 거즈를 꽉 물어서 지혈시켜 주세요.

② 치아가 함입된 경우 자연적인 맹출이 가능하므로 3-6개월간 기다린 후 변화가 없을 시에 교정치료를 하여 해결할 수 있습니다(그림 10-8).

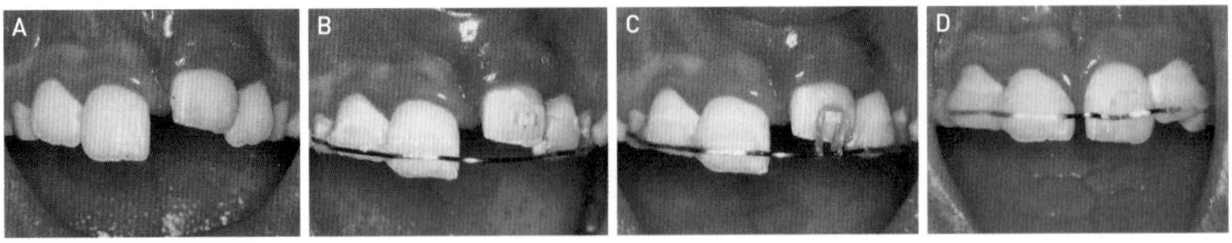

그림 10-8. 교정력을 이용한 함입된 치아의 치료
A. 함입된 치아 B, C, D. 교정치료의 진행과정

● 탈구된 치아를 보존하기 위해서도 골든타임이 있습니다.

1. 손상받은 후 30분 이내에 치료하는 것이 중요합니다.
2. 치아가 탈구되었을 때 입안에 있는 경우 바로 원위치로 꽂아 놓습니다.
3. 치아가 외상에 의해 빠진 경우 건조되지 않도록 깨끗한 물이나 우유에 넣어 치과의원으로 갑니다(그림 10-9). 또는 마땅한 방법이 없을 때는 입안에 넣어갈 수도 있습니다.

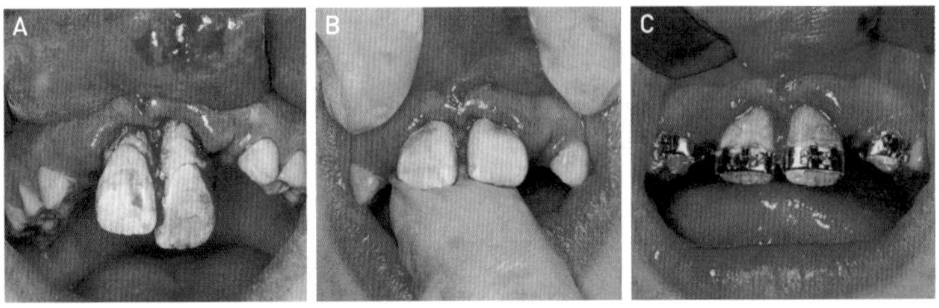

그림 10-9. 탈구 된 치아의 치료
A. 탈구된 치아 B, C. 탈구된 치아를 원래 위치에 넣은 후 고정합니다.

● 치료

빠지거나 위치가 어긋난 치아를 원위치 시킨 후 움직이지 않도록 고정합니다. 3주간 정도의 고정이 제대로 되면 이전과 같이 사용할 수 있습니다. X-선 검사를 주기적으로 하여 치근단에 병소가 생기지 않는지 관찰하여야 합니다.

07 교통사고로 입안에 상처가 난 경우

● 큰 상처인 경우

전신적인 응급처치가 끝나면 구강 내와 주위를 철저히 검사하여 그에 이에 따른 치료를 합니다.

● 가벼운 상처인 경우

전신적으로 큰 문제가 없어도 구강 내, 외에 손상이 있을 수 있으므로 반드시 치과검사를 받아야 합니다(그림 10-10).

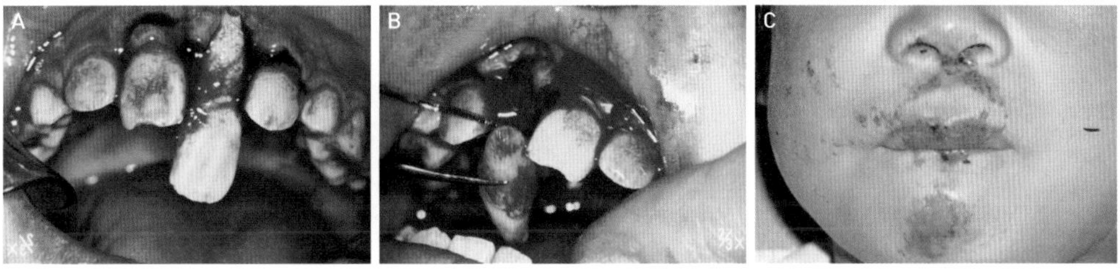

그림 10-10. 구강 내, 외에 크고, 작은 상처가 생길 수 있습니다.
A, B. 치아의 완전탈구 C. 구강 외 타박상

교통사고 등의 외상으로 턱이 골절 될 수도 있습니다.
이 시기의 어린이가 넘어지거나 교통사고 등의 외상으로 턱뼈가 골절된 경우 턱뼈 속에는 영구치의 치배가 있기 때문에 턱뼈뿐만 아니라 치아에 대해서도 잘 알고 있는 치과 구강악안면외과 전문의에게 치료받아야 합니다(그림 10-11).

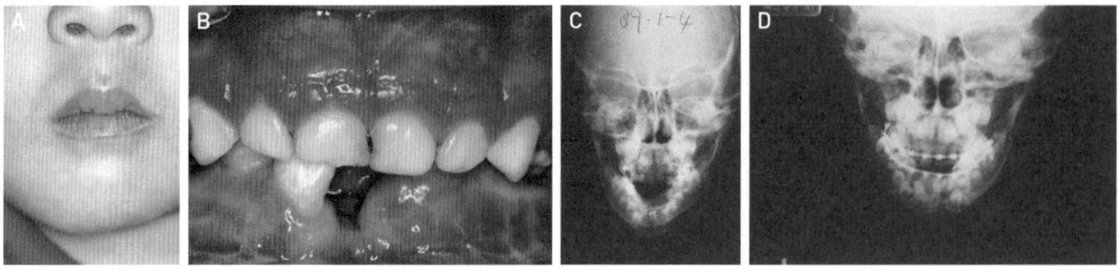

그림 10-11. 외상으로 인한 7세 어린이의 턱뼈 골절

A. 어린이의 좌, 우 안면비대칭과 음식섭취의 어려움으로 내원하였습니다.

B. 좌측 치아가 4개 빠져 있었고, 그 공간이 좁아져 있었으며, 아래턱이 안쪽으로 들어가 있어서 아래턱의 치아가 보이지 않습니다.

C. 초진 시 X-선 사진으로 골절된 턱뼈부분이 겹쳐져 있었습니다.

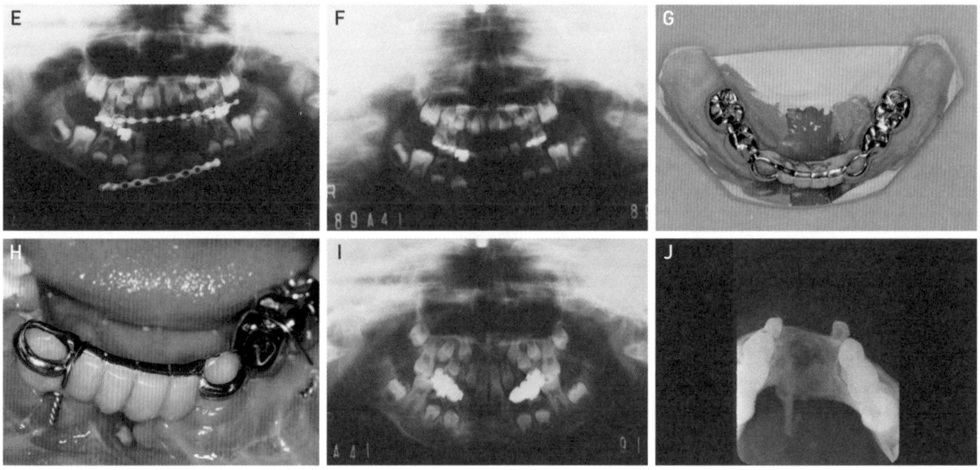

D. 이전 병원에서 골절부를 강선으로 고정하였는데, 영구치 치배에 손상을 주어 염증이 발생되었으며,

E. 염증으로 턱뼈의 치유가 지연되어 강선제거 후 금속판으로 다시 고정하였으나,

F. 다시 염증이 발생되어 골절부를 포함하여 골절제술을 시행하였습니다.

G. 근본적인 치료를 위하여 위턱의 교합에 맞추어 골절된 아래턱의 교합을 모델 상에서 원래 형태대로 벌려 놓은 후 주조한 공간유지 장치를 만들었습니다.

H. 전신마취 하에 겹쳐진 아래턱 골절부를 모델 상에서 정해진 폭만큼 벌린 후 미리 제작한 공간유지 장치를 장착하였습니다.

I, J. X-선 사진에서 벌여놓은 턱뼈 절단면사이에 골형성 소견이 보입니다.

그림 10-11에서 본 것처럼 어린이의 턱뼈가 부러진 경우 턱뼈 속에 있는 영구치 치배가 손상되는 것은 물론, 심한 염증이 지속되는 것을 예방할 수 있는 최신의 방법으로 CAD/CAM(computer-aided design and manufacture) 시스템을 이용할 수 있습니다.
그림으로 설명 드리겠습니다(그림 10-12).

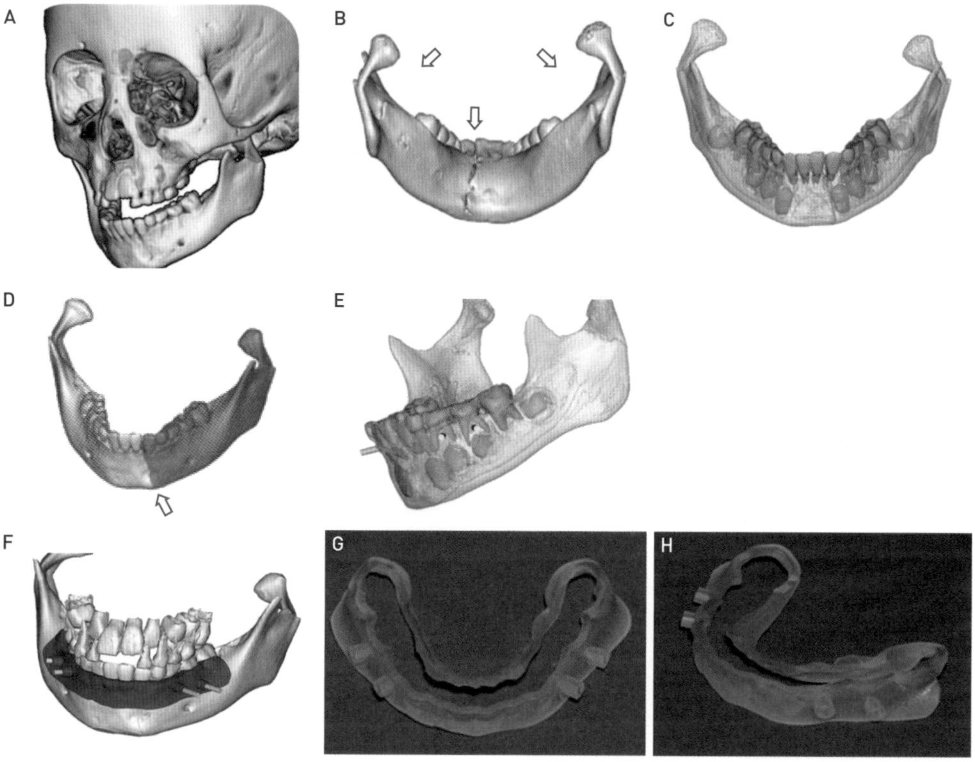

그림 10-12. CAD/CAM 기술을 이용하기 위한 안면 CT 촬영(A)에서 아래턱의 전치부와 양측 과두돌기 경부의 골절(B)이 관찰되었습니다. 실물 크기의 모형을 만들고, 턱뼈 속의 영구치배가 표시되도록 만듭니다(C). 실제 크기로 제작된 모형에서 골절된 턱뼈를 제 자리에 맞추고(D), 유치와 영구치 치배를 다치지 않는 부위에 나사 위치를 정합니다(E). 3mm의 두께로 치아를 1/3 정도 덮을 수 있는 스프린트를 제작합니다(F). G와 H는 이와 같은 과정을 거쳐서 제작된 수술 시 사용할 스프린트입니다.

이제 실제 환자를 예로 설명 드리겠습니다.

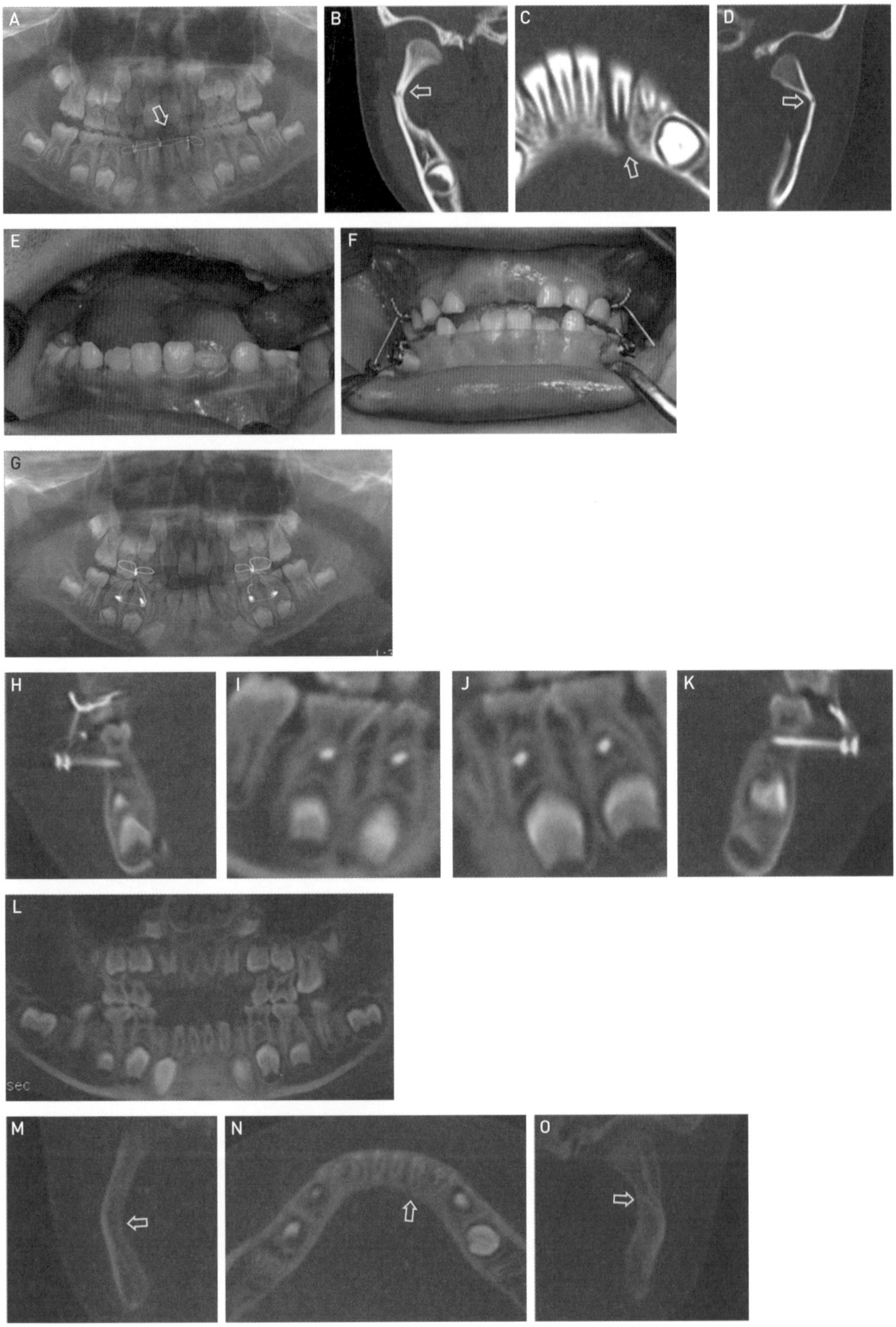
A
B
C
D
E
F
G
H
I
J
K
L
sec
M
N
O

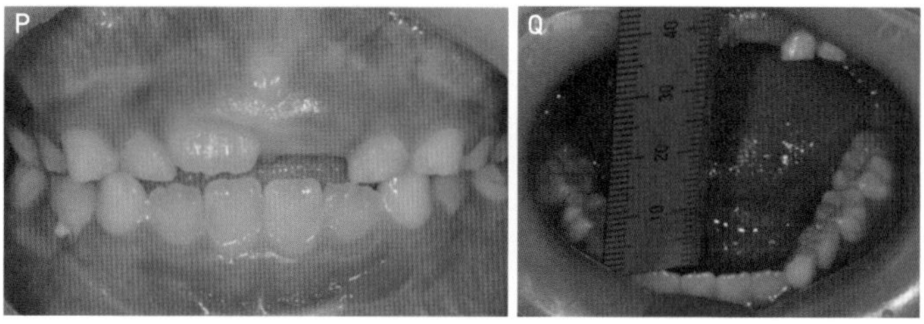

그림 10-13. 7세 여자 어린이가 넘어져서 얼굴의 통증과 음식물을 씹을 수 없다고 내원하였습니다. 파노라마 방사선 사진(A) 및 CT 촬영(B, C, D)에서 아래턱의 전치부와 좌우측 과두돌기 경부의 골절이 관찰되었습니다. 골절된 아래턱의 구강 내 사진(E)과 스프린트를 장착한 후의 모습(F)입니다. G~K는 유치와 영구치 치배를 다치지 않도록 나사를 고정한 상태를 보여주고 있습니다. L~O까지는 수술 6개월이 지난 후 턱뼈가 전치부는 원래 위치에 잘 배열되어 있으며, 양측 과두돌기는 점점 원래 형태를 찾아가고 있으며, P와 Q는 구강 내 모습입니다. 치료비가 비싸고, CAD/CAM 시스템 이용을 위해 고도의 기술이 필요하다는 단점은 있으나, 환자에게 주는 손상이 적고, 마취시간도 줄일 수 있으며, 확실한 결과를 얻을 수 있다는 장점이 있습니다. 이 증례는 경희대학교 치대병원 구강악안면외과에서 제공하였습니다.

08 전기 감전 사고로 입안에 상처가 난 경우

이 나이는 사고가 많은 시기입니다. 7살 남자 아이가 전기 소켓을 입으로 물어 입술과 치은에 열 손상을 받았습니다. 특히, 치은의 손상으로 치조골이 심하게 노출되어 치조골이 노출되어 괴사상태이었습니다(그림 10-14).

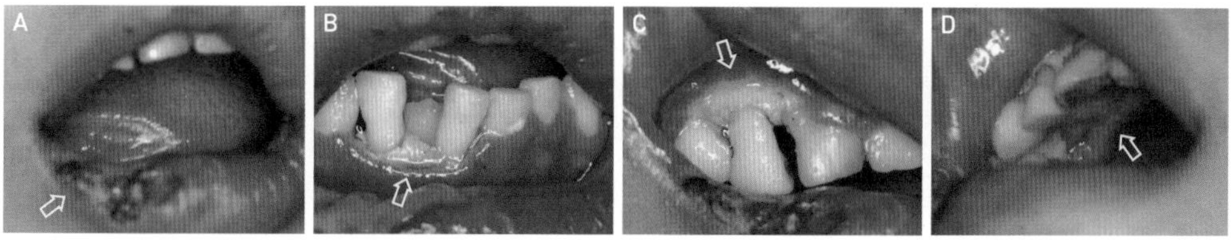

그림 10-14. 전기 사고로 인한 구강 내 손상 A. 우측 아래 입술의 손상 B. 아래 전치부 치조골의 노출 C. 위 전치부 순측 치조골의 노출 D. 위 전치부 구개측 치조골의 노출

09 교정치료의 필요성

교정치료는 충치치료와 달라서 몇 년의 치료기간을 필요로 합니다. 교정전문 치과의사와와 상의하여야 합니다.

● 어린이가 원하는대로 할까요?

교정치료는 장기간 치아에 장치를 해야 하기 때문에 많은 어린이들이 싫어할 수 있습니다. 하지만 요즘은 교정치료가 유행처럼 되어 좋아하기도 하는 것 같습니다. 여하튼 어린이 본인의 뜻도 중요하지만 교정전문 치과의사와 상담하는 것이 좋습니다.

● 교정치료를 시작하는 시기는?

어느 정도 치아가 나오지 않으면 앞으로의 정확히 알 수 없으므로 교정치료의 시기는 치아의 맹출 정도를 보고 결정하는 것이 좋습니다.

① 아래턱의 치아는 몇 개가 있나요?

6세 구치가 좌우에 1개씩 있고, 전치 4개가 영구치로 교환되어 있는 시기(그림 10-15)로서 앞으로의 치아배열상태를 예측할 수 있으므로 이때 결정하는 것이 좋습니다.

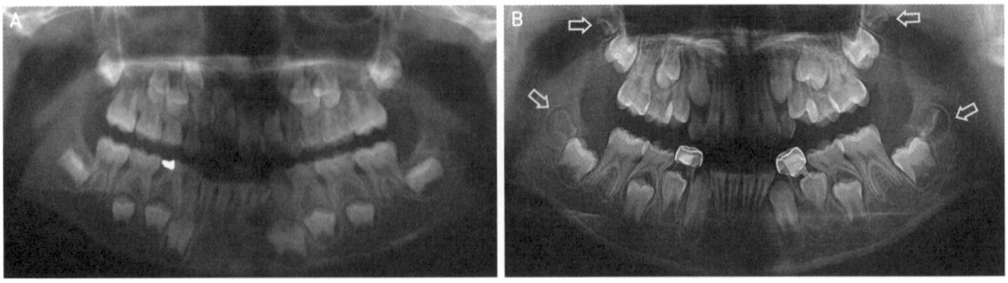

그림 10-15. A. 8세 때의 파노라마 X-선 소견으로 아래턱을 기준으로 볼 때 4개의 전치와 좌, 우측에 제1대구치가 맹출되어 있습니다. B. 9¾세 환자의 파노라마 X-소견으로 8세 때보다 영구치배들이 많이 자라나온 것을 볼 수 있습니다. 위턱과 아래턱 좌우 양 끝에 사랑니의 치배(⇨)가 어렴풋하게 보입니다. A와 B의 X-선 사진과 정중앙에 수직선(정중선)을 긋고 좌우를 비교해보면 치아의 맹출 상태를 알 수 있습니다.

② 위턱의 치아는 몇 개인가요?

아래턱의 차아배열과는 다르므로 전치가 교환되는 중이라도 치아배열에 이상이 있으면 상담을 하는 것이 좋습니다.

③ 치아배열의 상태에 따라서 다릅니다.
④ 교정치료방법은 여러 가지가 있는데 방법의 선택에 따라서도 다릅니다.
⑤ 교정치료는 시간을 두고 치아를 이동시키는 치료이므로 가능한 한 한사람의 치과의사에게 계속 치료받는 것이 좋습니다.

어느 치과의원이나 교정치료를 할 수 있는 것은 아닙니다. 교정치료가 가능한 치과 중에서 가능한 한 어린이가 치료받기 편리한 곳을 이용할 수 있도록 하는 것이 좋습니다.

10 입냄새(구취) 때문에 학교에 가지 않습니다.

학교에 가지 않는 이유는 간접적인 이유와 직접적인 진정한 이유가 있을 수 있습니다. 진정한 이유는 알아내기 어려울 뿐만 아니라 여러 가지 복잡한 요인이 얽혀있는 경우가 많고 간단히 해결할 수 없을 것입니다. 입냄새나 치아배열의 이상이 학교를 가지 않는 진정한 이유가 될 수 있을지는 잘 모르지만 생각해 볼 필요가 있겠습니다.

● 입냄새란?

보통 숨을 내쉴 때 냄새나는 것을 말하는데, 건강한 사람이라도 잠에서 깨어난 즉시라든가, 공복 시, 긴장할 때, 피곤할 때, 수면부족일 때, 또는 먹은 음식에 따라서 독특한 냄새가 날 수 있습니다. 무엇보다 심한 것은 소화기 장애가 있을 때로서 참을 수 없을 만큼 심한 입냄새가 날 수 있습니다.
실제로는 입냄새가 없는데도 자신은 있다고 생각하여(자취증) 주위의 사람들이 자기를 피하고 있다고 느끼며, 사회와의 교류를 피하는 경우가 있습니다. 원인은 정신적인 경우가 많아서 학교에서의 따돌림으로 인한 소외감, 성적부진, 선생님이나 친구들 간의 신뢰관계의 무너짐 또는 가정에서 부모와의 신뢰관계의 깨짐으로 생각됩니다. 자신은 강한 입냄새가 있다고 생각하므로 주위에서 이를 무조건 부정하면 역효과가 날 수 있습니다. 좋아질 것 같지 않으면 치과에서 검진하여 구취의 정도를 숫치로 보여주어 입냄새가 없다는 것을 알려주는 방법이 있고, 그래도 안 되면 정신과 등의 전문의와 상의하는 것이 좋습니다.
치과의사와 상담하여 치아배열이나 입냄새에 대하여 설명해 주고 필요하면 치료할 수 있습니다. 그러나 기본적으로 용기를 주어 자신을 갖게 하는 것이 좋은 치료방법입니다. 치아의 치료뿐만 아니라 이와 관련된 일로 걱정하는 사람에게 상담을 해 주는 것도 치과의사의 중요한 역할입니다.

11 치은에 염증이 생기면 표면이 빨개지고 부어오릅니다.

또는 전치주위의 치은에 검은 갈색의 밴드모양의 착색이 관찰되기도 합니다. 이것은 멜라닌이라는 색소가 부분적으로 강하게 침착되어 생깁니다. 신경이 쓰이면 메스로 착색부위를 긁어 제거하기도 하며, 최근에는 레이저로도 치료가 가능합니다.

12 입술의 힘이 약하다고 하는데

언제나 입이 열려 있거나 므, 브, 프 등 마찰음이 잘 되지 않거나 풍선을 잘 불지 못하는 경우 입술의 힘이 약하다고 볼 수 있습니다.

입의 기능도 감각을 체험하는 것과 행동을 배우는 것을 되풀이함으로써 익숙해지게 됩니다. 입술도 운동으로 훈련시킬 수 있습니다. “아, 에, 이, 오, 우”를 정확한 입술 모양을 하면서 연습할 수 있습니다.
입으로 호흡하는 습관처럼 장시간동안 입을 다물지 않은 상태로 있으면 입을 다무는 감각이 몸에 배지 않게 되는데 적절한 시기를 놓치면 자연적으로 배우기는 어려울 수 있습니다.

- 입주위의 근기능요법으로 큰 단추를 매단 끈을 입술에 물고 당기는 연습이나 마사지 또는 접촉감각을 기르는 연습 등이 있습니다. 피리나 풍선을 이용하여 감각과 힘을 기르는 방법도 좋습니다. 또 평소에 코로 호흡하지 못하는 경우에는 소아치과의사나 이비인후과의사와 상담해 주세요.

11

10세에서 12세 사이의 어린이

01 충치가 계속 생깁니다.

● 원인

① 칫솔질을 잘 하지 못하는 경우
② 조금씩 자주 먹거나 단 것을 좋아하는 경우
③ 치열부정으로 칫솔질이 어려운 경우
④ 호르몬의 변화로 타액의 완충작용이 저하되어 있는 경우
⑤ 산에 약한 미성숙 영구치의 관리를 잘못한 경우

● 생각해 봐야 할 점

① 어린이의 치아에 관심을 가지고 변화에 유의합니다.
② 언제나 입안에 깨끗이 유지될 수 있도록 구강청결에 유의합니다.

충치는 어느 정도까지는 자각증상 없이 커지므로 학교검진 등 구강검사를 정기적으로 하여야 합니다.

02 치료한 치아가 아프다.

● 치료를 받은 날 아픈 이유

① 충치가 심하여 치질을 깊이 삭제했을 때 자극이 남아 있는 경우
② 마취주사 등 치은의 자극으로 인한 일시적 염증이 있는 경우
③ 근관치료 시 자극이 치근단에 남아 있기 때문에

● 집에서 주의할 점

① 통증의 변화를 주의하여 살펴봅니다. 통증이 점차 줄어들면 없어졌다고 판단합니다. 치은의 상처나 마취주사 때문이라면 곧 좋아집니다.
② 심하면 진통제를 먹을 수도 있습니다.

● 다음의 경우에는 치과의사에게 연락하세요.

① 몇 시간이 지나도 계속 아파하는 경우
② 다음 날이나 며칠이 지난 후 아프다고 하는 경우

03 어린이 자신이 칫솔질을 할 수 있도록 도와줍니다.

● 칫솔질을 스스로 한다는 의미는?

어린이 자신이 칫솔질을 올바로 할 수 있게 되었고, 칫솔질의 목적이나 방법에 모두 익숙해졌다는 뜻입니다. 치아에 치태가 붙어있다는 것도 이 단계에서 알 수 있습니다.

● 스스로 하는 시기는 구강청결에 대한 의미를 알게 되고 칫솔질 방법을 교육받은 효과가 나타나는 시기를 말합니다. 남자 어린이보다는 여자 어린이가 조금 빠릅니다.

● 스스로 하게 되는 계기는?

① 독립심이 싹틀 때
② 청결에 대한 관심이 높아지고 이것을 의식하게 되었을 때
③ 몸가짐이나 아름다움에 관심을 가지기 시작할 때
④ 충치 등으로 치통을 겪었거나 치아배열 상태에 관심을 가지게 되었을 때
⑤ 이성을 의식하기 시작했을 때

● 자립시기 때의 올바른 칫솔질 방법을 하도록 합니다.

부모의 말은 안 들어도 칫솔질을 잊지 않고 스스로 정성껏 하기 시작하면 자립의 시기입니다. 이때 어린이에게 맞는 올바른 칫솔질 방법을 가르쳐주어 옳게 칫솔질할 수 있도록 해주어야 합니다.

04 교정 치료 시 영구치 발치를 해야 하나요?

● 치아를 뽑는 이유

울퉁불퉁한 치열을 가지런히 정돈하기 위하여서는 이들 치아를 위한 공간이 필요합니다. 전체적으로 필요한 공간의 양을 계산하여 치아만을 움직여 공간을 만들 것인가, 영구치를 뽑을 것인가를 결정합니다(그림 11-1).

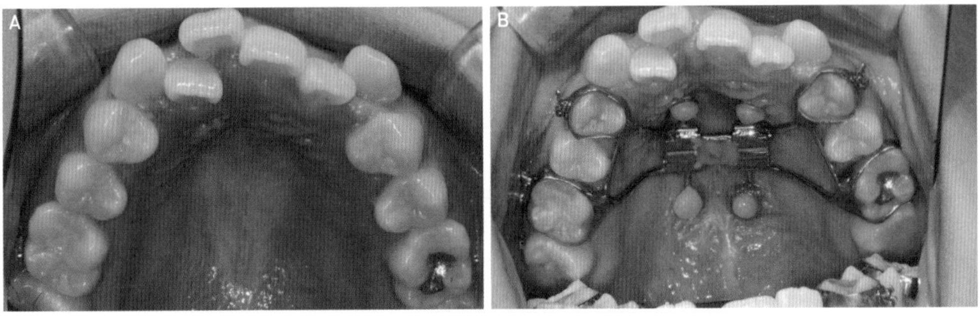

그림 11-1. A: 상악 전치부의 치아들이 많이 겹쳐있지만, B: 치아를 뽑지 않고 치궁을 넓혀서 치아를 배열하기로 하였다.

● 대처방법

뽑을 치아의 개수 또는 뽑는 시기는 각각의 경우에 따라 다릅니다. 검사를 받을 때 납득될 때까지 교정전문 치과의사와 상담을 해 주세요.

● 어린이의 성장에 맞는 계획을 세우세요.

최종적인 교정치료는 영구치가 모두 맹출된 후에 시작하는 경우가 많은데 조기에 턱뼈의 성장을 억제 또는 촉진시키기 위하여 시작하기도 합니다. 이런 경우 치료기간이 길어지지만 많은 효과를 기대할 수 있습니다.

● 교정치료 시 아픈가요?

사실 아픈 것은 처음뿐입니다. 교정치료 시 느끼는 통증은 개인차가 있어서 장치를 붙인 후 1~2일 정도 가장 심하며, 식사도 잘 못하는 경우도 있지만 그 후로는 금방 좋아집니다.

이외에 치아가 움직임에 따라 특정 치아가 강하게 맞물려 가볍게 때릴 때처럼 통증을 호소하는 경우가 있습니다. 이외에도 교정 시 금속장치가 입술이나 볼의 안쪽에 상처를 주어 아픈 경우가 있습니다.

● 집에서 주의할 점

1. 통증이 심한 경우 진통제를 복용할 수도 있습니다.
2. 교정장치를 낀 후 며칠 동안을 부드러운 음식을 먹도록 주의를 하여야 합니다.

상처로 인하여 아픈 경우 장치를 조정하거나, 금속장치의 표면을 왁스로 덮어서 자극을 줄여 줍니다.

05 교정치료 중 충치가 생기는 경우가 있습니다.

교정치료 중에는 복잡한 장치를 치아에 붙이므로 음식찌꺼기가 쌓이기 쉬울 뿐만 아니라 칫솔질도 어렵기 때문에 충치가 생기기 쉽습니다(그림 11-2).

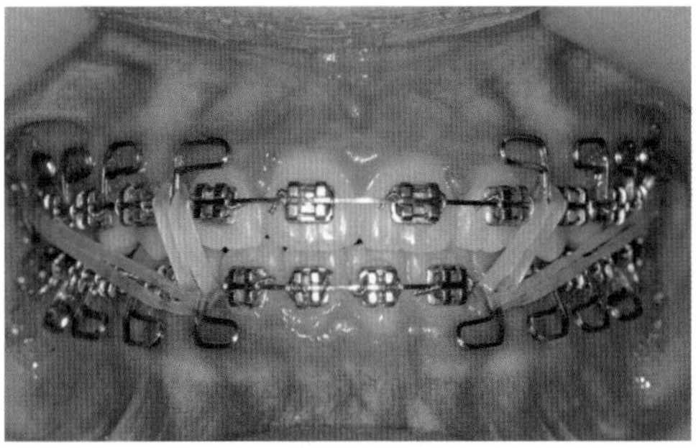

그림 11-2. 복잡한 고정식 교정장치 장착.

● 치료 전의 충치 예방

복잡한 장치가 있어도 예방의 기본은 칫솔질을 철저히 하는 것입니다. 장치를 붙이기 전에 칫솔질 연습을 잘 해 놓도록 하세요.

● 치료 중의 충치 예방

치실이나 치간 칫솔, 교정전용 칫솔을 사용하여 정성껏 닦아야 합니다. 치태를 쉽게 볼 수 있는 염색제를 사용하여 보는 것도 효과적입니다.

06 교정장치가 망가졌습니다.

● 망가졌을 경우에는 가능한 한 빨리 치료를 받아야 합니다.

① 떼어낼 수 있는 가철성 장치인 경우

이 경우 대부분 플라스틱 판과 철사로 되어 있어서 쉽게 장착하고 빼고 할 수 있으므로 취급을 잘못하여 깨지는 경우가 있습니다. 장치를 넣는 통을 항상 가지고 다니면서 뺀 후에는 통속에 보관하도록 해야 합니다.

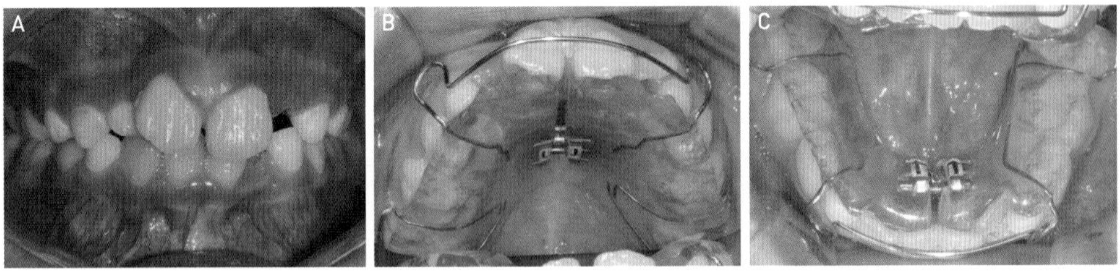

그림 11-3. 가철성 교정장치

A: 10세 어린이로 교정 상담을 위하여 내원하였다. 정면 구강 내 사진. 가철성 장치로 치궁을 팽창 시킨 후 고정식 장치를 사용하기로 하였다. B: 상악의 교정장치 C: 하악의 교정장치

② 떼어낼 수 없는 고정식 장치인 경우(그림 11-4)

브라켓을 붙인 교정장치인 경우 브라켓이 떨어지거나 철사가 부러지는 경우가 있습니다. 그대로 놔두면 입안에 상처를 내거나 치아가 잘못된 방향으로 움직일 수 있으므로 곧바로 치료를 받아야 합니다.

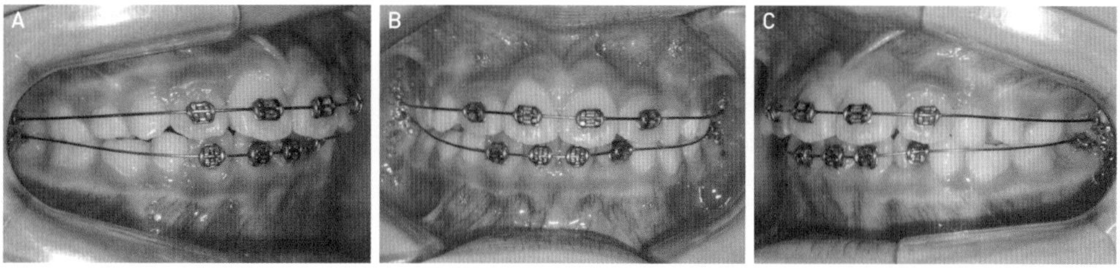

그림 11-4. 고정식 교정장치
이 환자는 그림 11-3 환자로 가철성 장치 11개월 사용 후 고정식 교정장치를 사용하였다.
A: 우측 B: 정면 C: 좌측

07 덧니의 교정

드라큘라와 같은 덧니도 얼마 전까지는 매력의 포인트이거나 귀엽다고 하였습니다. 그러나 칫솔질 등이 어려워 충치가 생기기 쉽고, 치은염도 발생되기 쉬워서 교정치료를 받는 경우가 많아졌습니다.

● 원인

턱이 작거나 유치가 빨리 빠져서 영구치가 나올 공간이 좁아져 뒤에 나오는 영구치가 엉뚱한 방향으로 나오게 되는 것으로 위턱 견치부위에 많이 나타납니다(그림 11-5).

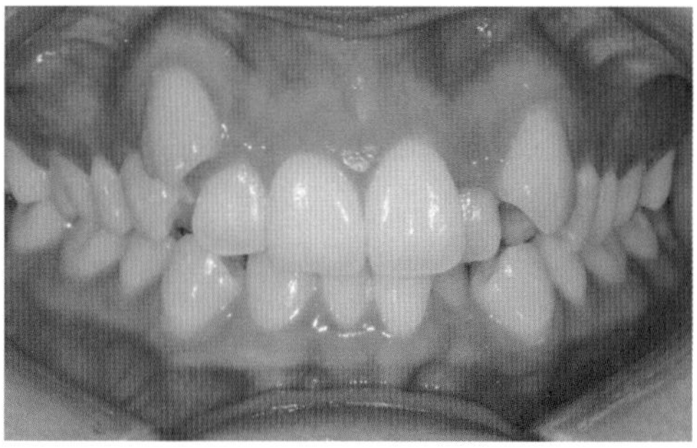

그림 11-5. 돌출된 상악 좌우측 견치(드라큘라의 치아)

● 대처방법

특별한 이유가 없는 한 견치를 뽑는 것은 피합니다. 정확한 진단과정을 거쳐서 교정치료로 바로잡아 주게 됩니다.

08 견치가 나오지 않습니다.

치아가 맹출될 공간이 있어도 나오지 못하는 경우가 있습니다. 사랑니를 제외하고 위턱 견치에서 가장 많습니다. 유치에서 영구치로 교환될 때 X-선 검사로 확인하는 것이 좋습니다(그림 11-6).

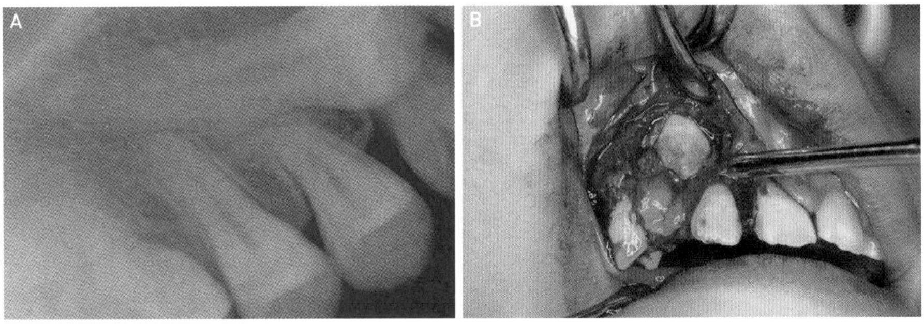

그림 11-6. 매복된 상악 우측 견치
A. X-선 검사 소견 B. 매복된 견치를 제거하기 위하여 수술하는 모습

09 언제나 입이 벌어져 있습니다.

알레르기 질환 등으로 구호흡을 하지 않을 수 없는 어린이가 증가한 것도 원인의 하나입니다.

● 입이 벌어져 있어서 생기는 장애

1. 입술이 벗겨지고, 치은도 건조되어 염증이 생기기 쉽습니다.
2. 말할 때, 음식을 씹을 때, 삼킬 때 어려움이 있습니다.
3. 교합이 비정상적으로 될 수 있습니다.

입술을 다무는 습관을 익히지 못하여 감각도 둔하고 입을 다물었는지 어떤지 스스로 잘 모를 수 있습니다. 코로 호흡을 할 수 있어도 구호흡이 익숙해져서 올바른 비호흡을 하지 못하게 됩니다.

● 대처방법

1. 비호흡이 불가능한 경우 전문의와 상의하여야 합니다.
2. 비호흡이 가능한 경우 입술이 닿는 감각을 익히거나 입을 다무는 습관을 익히도록 합니다. 주위 사람의 입을 보고 자신의 입의 상태를 확인시키는 것도 방법입니다.「눈으로 보고 의식하고 근육을 움직이고, 스치는 감각을 기억합니다」라는 것을 반복하여 새로운 행동패턴을 만드는 것입니다.

10 아래턱이 길어 교합이 맞지 않습니다.

유전이나 위턱과 아래턱의 성장이 균형을 이루지 못하여 나타납니다.
반대교합은 아래턱이 크거나 위턱이 작기 때문에 생깁니다. 유전에 의한 것과 어떤 다른 이유로 위턱과 아래턱의 성장의 불균형으로 인해 생깁니다.

● 유전에 의한 반대교합

부모나 친척 중에도 이와 유사한 교합을 가진 사람이 있는 경우가 많습니다.

● 반면, 특이한 위턱과 아래턱의 성장의 부조화로 본인에게만 특이하게 반대교합이 나타나는 경우가 있습니다. 턱뼈의 성장과 관계있다고 생각됩니다.

키가 크는 동안 아래턱도 동시에 성장합니다. 그러므로 반대교합이 심해지는지의 여부는 키가 크고 있는지에 따라서도 알 수 있습니다. 최종적으로는 신체의 성장이 멈추는 20세 정도에 턱뼈의 성장도 거의 멈춘다고 볼 수 있습니다.

● 치료

반대교합은 질병이라기보다는 성장의 불균형에 따른 증상으로 볼 수 있습니다. 어른이 되어 저작이나 발음 또는 심미적이나 정신적으로 문제가 있다면 외과적인 방법과 교정으로 치료할 수 있습니다(그림 11-7).

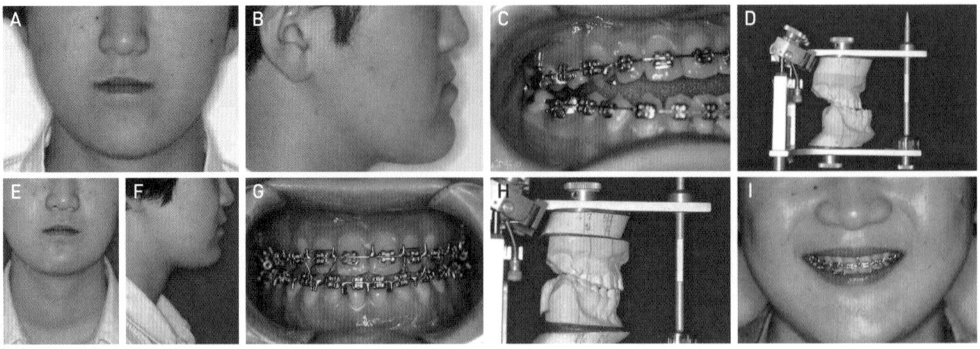

그림 11-7. 반대교합의 경우 이 시기에 악교정수술을 하는 경우가 없으므로 이해를 돕기 위하여 16세 환자의 양악수술의 경우를 보여드립니다.

수술 전 사진 : A. 정면 사진 B. 측면 사진으로 중안면부의 함몰을 볼 수 있습니다. C. 아래턱이 전돌되고, 개교합 상태를 보여주고 있습니다. D. 교합용 모델 : 위턱의 저성장과 아래턱의 과성장을 보여주고 있습니다.

수술 후 사진 : E. 정면 사진 F. 측면 사진으로 중안면부가 볼록하게 형성되어 있습니다. H.위턱을 전방이동 시키고, 아래턱을 후방이동 시켜 위턱과 아래턱의 조화를 이루고 있습니다. I. 수술 6개월 후 모습으로 환한 웃음을 보여주었습니다.

11 구내염이 잘 생깁니다.

구내염 발생 시 구강 점막이나 치은에 원형의 궤양이 생겨 아파지며 먹지도 못하는 경우가 있습니다. 그리고 침을 잘 삼키지 못하여 침을 흘리기도 합니다.

● 구내염의 종류

① 아프타성 구내염

혀나 볼의 내측, 목구멍 주위에 둘레가 적색인 원형의 백색의 함몰된 궤양이 생기는데 이것이 아프타성 구내염입니다.

② 헤르페스 치은 구내염

바이러스에 의하여 감염되어 38~40℃의 고열이 계속되고 구강점막이 빨갛게 짓물러서 아파서 먹지도 못하게 됩니다.

③ 카타르성 구내염
입안 전체가 빨갛게 부어오릅니다.

● 통증에 대한 처치

① 구내염은 통증이 제일 보편적인 증상으로 안타깝게도 이를 완화시켜줄만한 약은 없지만 바르는 연고가 있어서 비교적 일시적이지만 효과가 있습니다.
② 알보칠(폴리크레졸렌 액)로 궤양부위를 살짝 눌러 줍니다. 산성 약제이므로 어린이에게는 희석시켜서 사용하는 것이 좋습니다.
③ 최근 레이저가 많이 사용되고 있습니다.

계속해서 구내염이 생길 때에는 전신적인 질환이나 정신적 스트레스 등을 생각해봐야 합니다.

12 사춘기에 나타나는 특징적인 치은염이 있습니다.

치아주위의 치은이 붓거나 발적되며, 칫솔질 시 쉽게 출혈됩니다.

● 원인

호르몬의 균형이 깨져 입안의 타액의 성상이 영향을 받아서 세균에 대한 저항력이 저하되기 때문이라고 생각됩니다.

● 집에서 주의할 점

① 치태를 제거하고 언제나 구강청결을 유지할 수 있도록 철저히 칫솔질을 하며 치은의 마사지도 효과적입니다.
② 규칙적으로 식사하며 아무 때나 먹지 않도록 합니다.
③ 구강청결제를 이용하여 치태의 형성을 억제하도록 해 줍니다.

13 입을 크게 벌리지 못합니다.

● 턱관절증

턱관절이나 주위 근육과 신경의 기능장애로 나타납니다. 사춘기 이후에 나타나는데 최근의 조사에서 더 어린 나이에 많이 발생되는 것으로 보고되고 있습니다.
자각증상으로 턱관절이나 안면부의 통증, 개구제한, 턱관절부위의 잡음 등이 나타납니다. 턱관절증의 예후는 진행되고 있으면 골의 변형이 생기지만 본인의 자각증상이 반드시 증상의 정도와 일치하지 않거나 어떠한 장애도 없다고 생각되는 경우가 많이 있습니다.

● 원인과 치료

원인은 아직 불명확한 점이 많지만 교합의 이상 또는 스트레스가 중요원인으로 생각되고 있습니다. 턱관절증이 어느 정도 진행되면 근본적인 회복은 어렵다고 생각되고 있습니다. 초기단계에서는 약물요법이나 스프린트 등을 사용하여 효과를 관찰해 보아야 합니다.

● 집에서 주의할 점

1. 입을 크게 벌리지 않습니다.
2. 단단한 것이나 껌을 씹지 않습니다.

초기단계에서는 며칠만에 낫는 경우도 있지만 반복되는 것 같으면 전문의의 치료가 필요합니다.

한평생 자신의 치아로 지내기 위하여서는

● 8020 운동

"80세에 자신의 치아를 20개 가지자"라는 운동으로, 사람은 사용할 수 있는 치아 20개로 7개 이상의 점에서 맞물리는 치아를 가지고 있다면 고령이 되어도 씹는 기능은 충분하여 대부분의 음식을 먹을 수 있습니다. 흔들리는 치아나 충치로 씹지 못하게 된 치아는 도움이 안 됩니다.

● 시작은 0세부터

어린이들에게 있어서 70년 또는 80년 후의 일은 먼 장래의 일로 상상도 어렵습니다. 그러나 그때까지 20개의 치아를 유지하기 위하여서는 사실 유치를 가지고 있을 때부터 관리하여야 합니다.

유치에 충치가 많은 어린이는 영구치에도 충치가 생기기 쉬울 것입니다. 그것은 입안의 충치균이 증가되면 쉽게 줄지 않기 때문입니다.

영구치가 빠져버리는 것은 주로 충치와 치주질환 때문입니다. 치주질환의 원인은 충치와 마찬가지로 입안이 불결하기 때문이므로 유치 때부터 입안을 깨끗하게 가꾸어 청결을 유지하고, 어른이 되어서도 치과의원에서 정기적으로 치료함으로써 한 평생 자신의 치아를 유지하여 결국 8020 상태로 이어지는 것입니다. 요즘 100세 시대라고 합니다. 여기에 발맞추어 100세까지 틀니가 필요 없는 어른이 되기 위하여서는 어릴 때부터 구강관리와 건강이 기본입니다.

참고문헌

1. 이상철, 김여갑, 류동목, 송우식: 상악골 비구개낭종의 치험례. 경희의학, 5:2:213-218, 1989.
2. 유소연, 박용구, 김여갑, 양문호: 유소아의 신경외배엽성 종양의 1예. 경희의학, 6:3:395-400, 1990.
3. 곽양호, 김여갑: 구강외과에 내원한 소아 환자에 대한 통계적 연구. 경희치대논문집, 12:2:507-525, 1990.
4. Kim YG, Lee SC, Ryu DM, Oh JH: Melanotic neuroectodermal tumor of infancy. J Oral Maxillofac Surg, 1996: 54: 517-520.
5. 이상철, 김여갑, 류동목, 이백수, 이종수: 소아의 하악골 골절에 관한 임상적 연구, 대한구강악안면외과학회지, 24:2:226-230, 1998.
6. 이상철, 김여갑, 류동목, 이백수, 황혜욱: 치조열을 동반한 이차성 구순열 비변형의 교정, 대한구순열학회지, 1:1:15-22, 1998.
7. 김학렬, 김여갑: 소아구강악안면 영역의 외상에 관한 임상적 연구. 대한구강악안면외과학회지, 36:1:43-52, 2010.
8. 김여갑: 치아의 손상 시 처치에 대하여(유치). 치과임상, 3:5:31-41, 1983.
9. 김여갑: 악안면기형 환자의 악교정수술. 제일약품 리포트, 1993, 3, 5.
10. 김여갑: 3 · 3 · 3의 실현으로 건강 치아 유지. 국은광장, 1993, 6, 1.
11. 김여갑외 11명: 치아와 건강(헬스 조선 M). (주)헬스조선, 2009, 1, 8(대한치과의사협회와 헬스조선 공동 기획).
12. 김여갑, 이상철: 구강악안면외과 영역의 소수술. 의치학사, 1993.
13. 김여갑: 임상구강악안면감염학. 의치학사, 1995.
14. 이상호, 이난영: 소아청소년치과학 기초 및 임상실습. 나래출판사, 2008.
15. 대한소아치과학회: 임산부와 어린이 구강건강, 엄마가 알아야할 건강한 이야기. 의치학사, 2008.
16. 대한소아치과학회: 임상소아치과학 아틀라스. 지성출판사, 2009.
17. 이동준(김여갑 감수): 이가 흔들려. (주)대교출판, 2010. (Iwona Radünz, Thomas Röhner: Das Wackelzahnbuch, Coppenrath Verlag Münster, Germany)
18. 안효섭 편: 소아과학. 10판. 서울 : 미래, 2012.
19. 대한구강악안면외과학회: 구강악안면외과학교과서 3판. 도서출판 의치학사, 2013.
20. 대한소아치과학회: 소아청소년치과학(제5판). 예낭출판사, 2013.
21. 이상호 외: 소아치과학. 고문사, 2013.
22. 대한소아치과학회: 어린이와 청소년을 위한 건강한 치아 이야기. 프로제타지오네 편집, 남산피엔피 인쇄, 2015.
23. 이상호 역: 성장기 어린이의 치아 및 치열관리 주치의. 대한나래출판사, 2016.
24. 緒方克也. 浜野良彦: 子どもの口と歯のホームケア. 醫歯藥出版株式會社, 1997.
25. https://en.wikipedia.org/wiki/Thumb_sucking
26. Andreasen, J. O. & Andreasen, F. M.: Textbook and Color Atlas of Traumatic Injuries to the Teeth. 3rd. Munksgaard, Copenhagen, Denmark, Mosby, 1994.
27. Kliegman RM, Stanton BF, St. Gene JW, Behrmann RE: Nelson Textbook of Pediatrics. 19th ed. Philadelphia, Saunders, 2011.
28. Casamassimo P S, et al: Pediatric Dentistry, Infancy through adolescent 5th ed. Elsevier, 2013.
29. Lee, J W, Choi, B J, Nam, O H, Kwon, Y D: Minimal invasive treatment using patient-specific template for pediatric mandibular fracture: "Wing-splint" by CAD/CAM technology. Br J Oral Maxillofac Surg 2016. (in press)

찾아보기

ㅇ